81歳、現役女医の転ばぬ先の知恵

老いの壁をラクラク越える処方箋

内科医
天野恵子

世界文化社

81歳、現役内科医のひとり暮らし

私を作る4つの柱

内科医として58年、
80歳を超えてなお、
診療の最前線に立つ
天野医師。
その原動力と
健康の秘訣を
初公開！

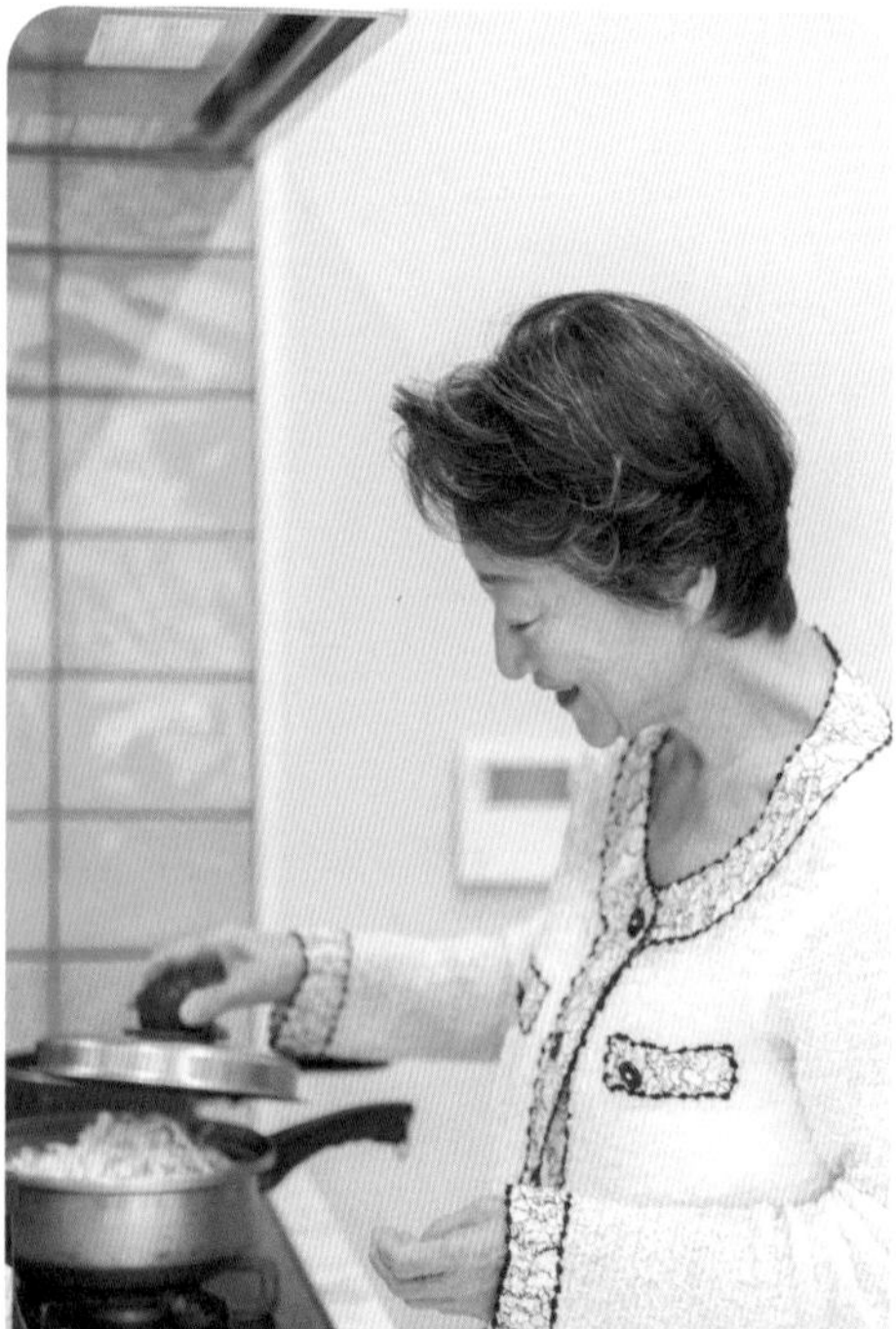

1

食事

たんぱく質と野菜たっぷりの自炊が基本。毎日の野菜スープ生活は6年目に入りました

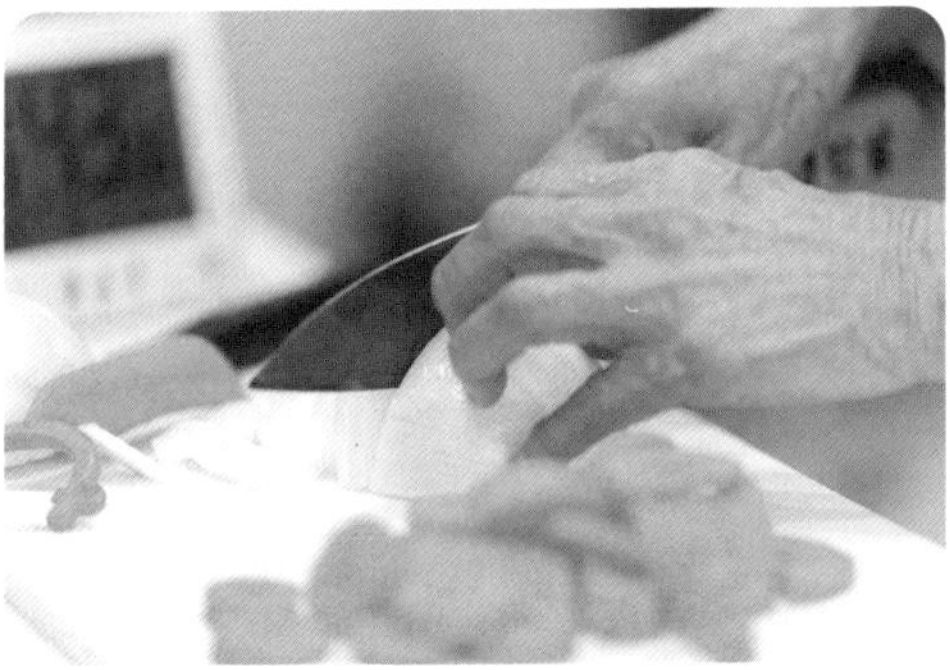

キャベツや玉ねぎ、にんじん、かぼちゃなどの野菜を食べやすく刻んで。小松菜やごぼうなど、適宜組み合わせを変えることも。

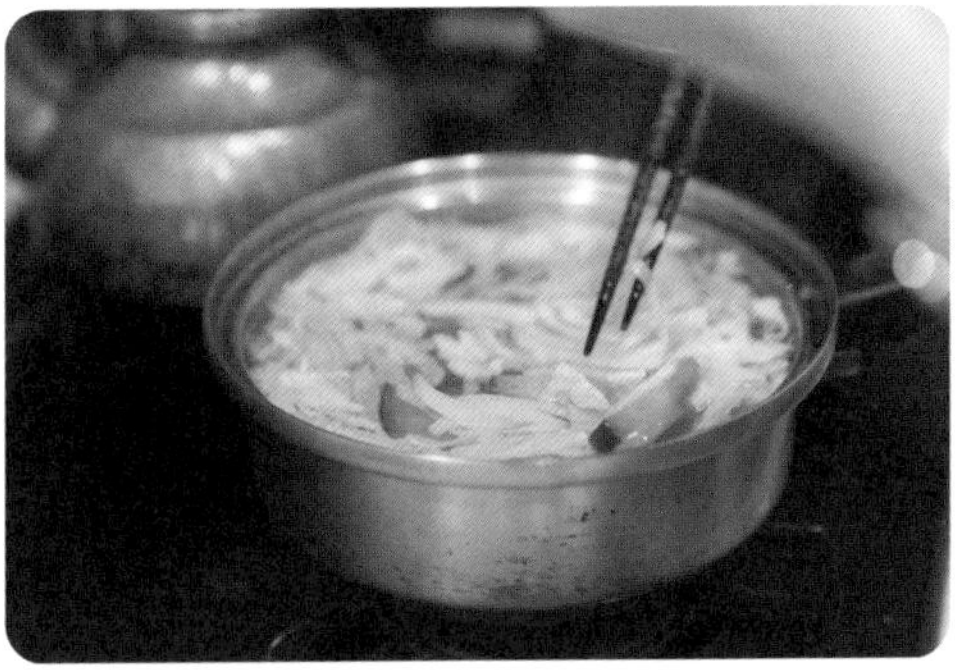

刻んだ野菜を鍋に入れ、水を入れて火にかけ、沸騰したら弱火でコトコト30分煮込むだけ。調味料はなし。野菜の甘みと旨みだけで味つけ。このスープのおかげで血圧は正常値をキープ。

2

仕事・生きがい

週2回の女性外来を担当中。
全国から訪れる患者さんの診療に力を注ぎます

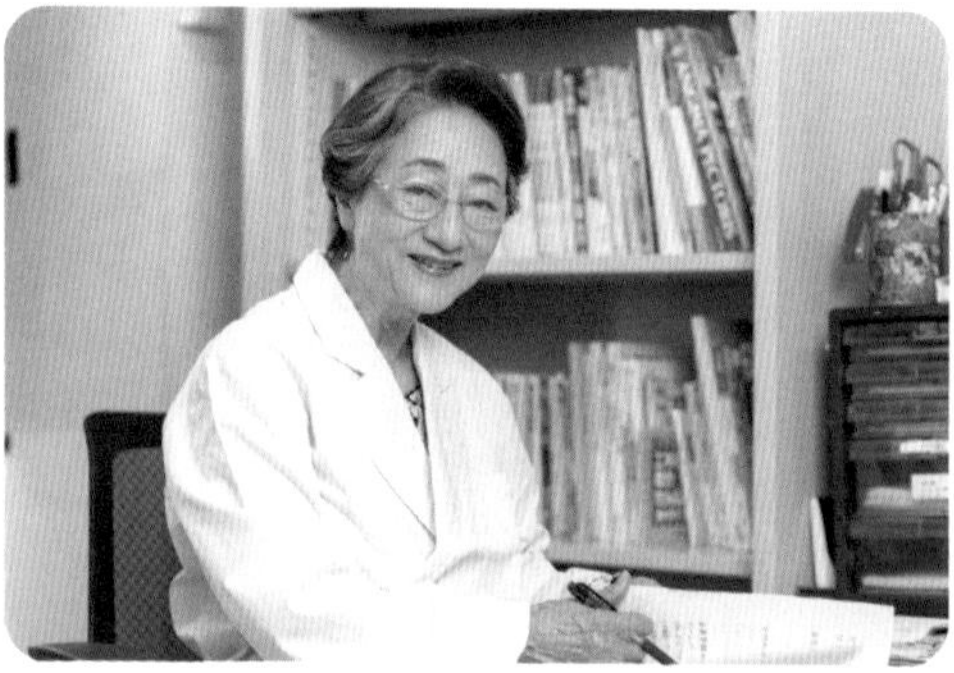

「患者さんファースト」が信条。
ほかの医療機関で治療がうまくいかなかった患者さんが全国から訪れる。

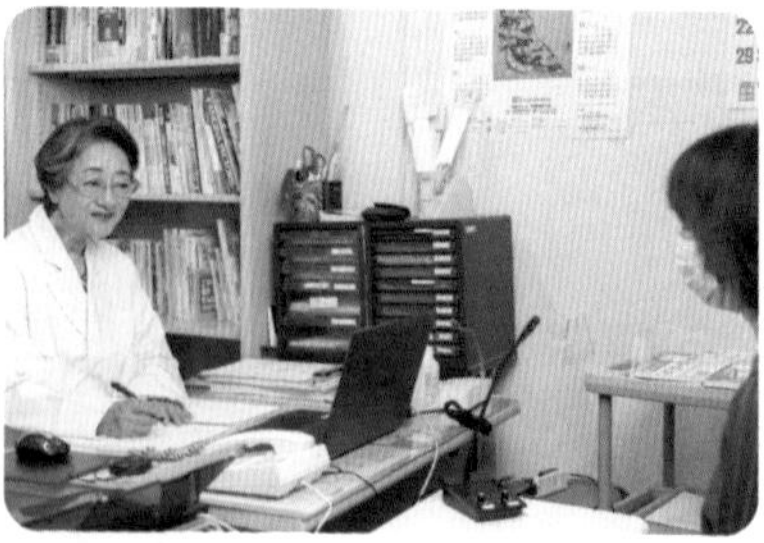

初診は30分～1時間、患者さんの話にじっくり耳を傾けてカウンセリング。舌診、腹診なども駆使して診断。

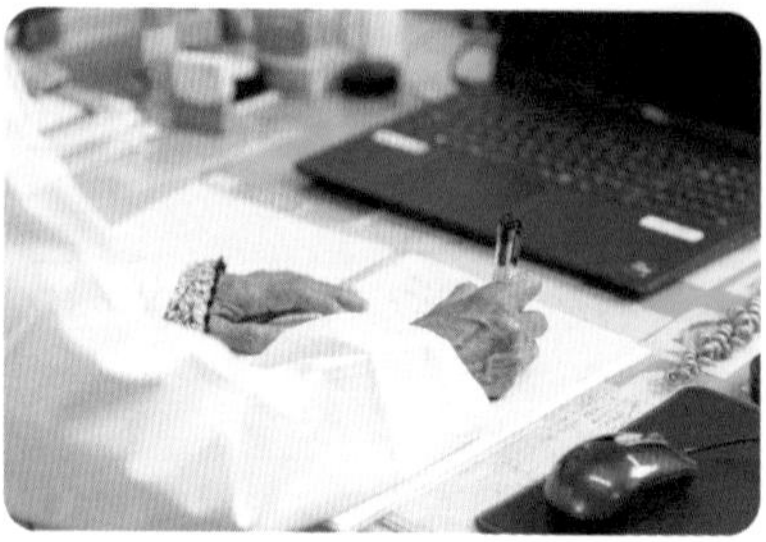

電子カルテは使わず、手書きで。患者さんが持参した症状メモは診断の貴重な判断材料。

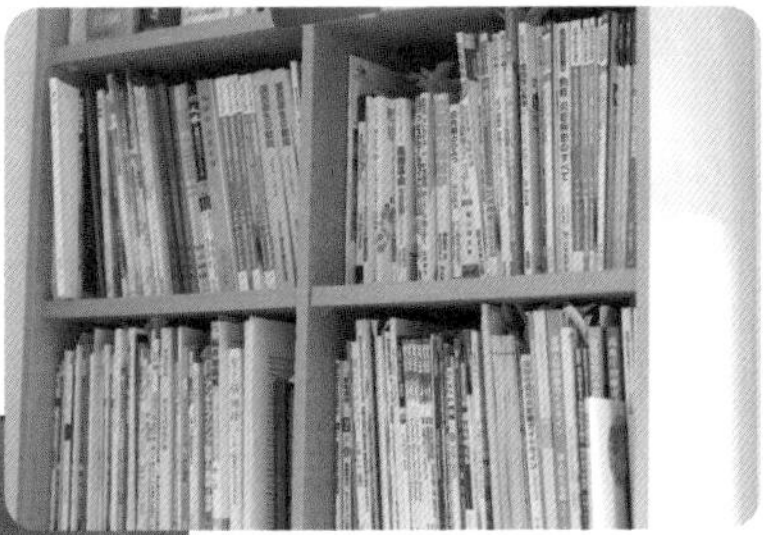

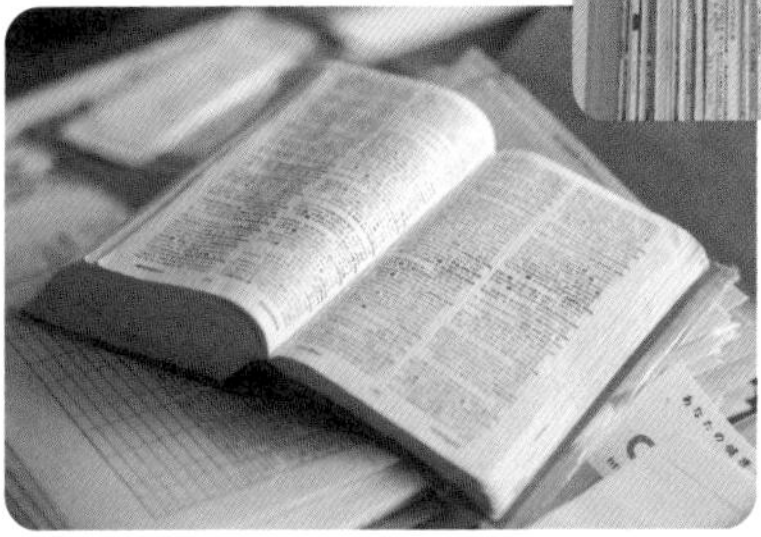

帰宅。夕食後は論文を読んだり講演会の準備をしたり。調べることも多く、専門書や資料はふえ続ける一方。

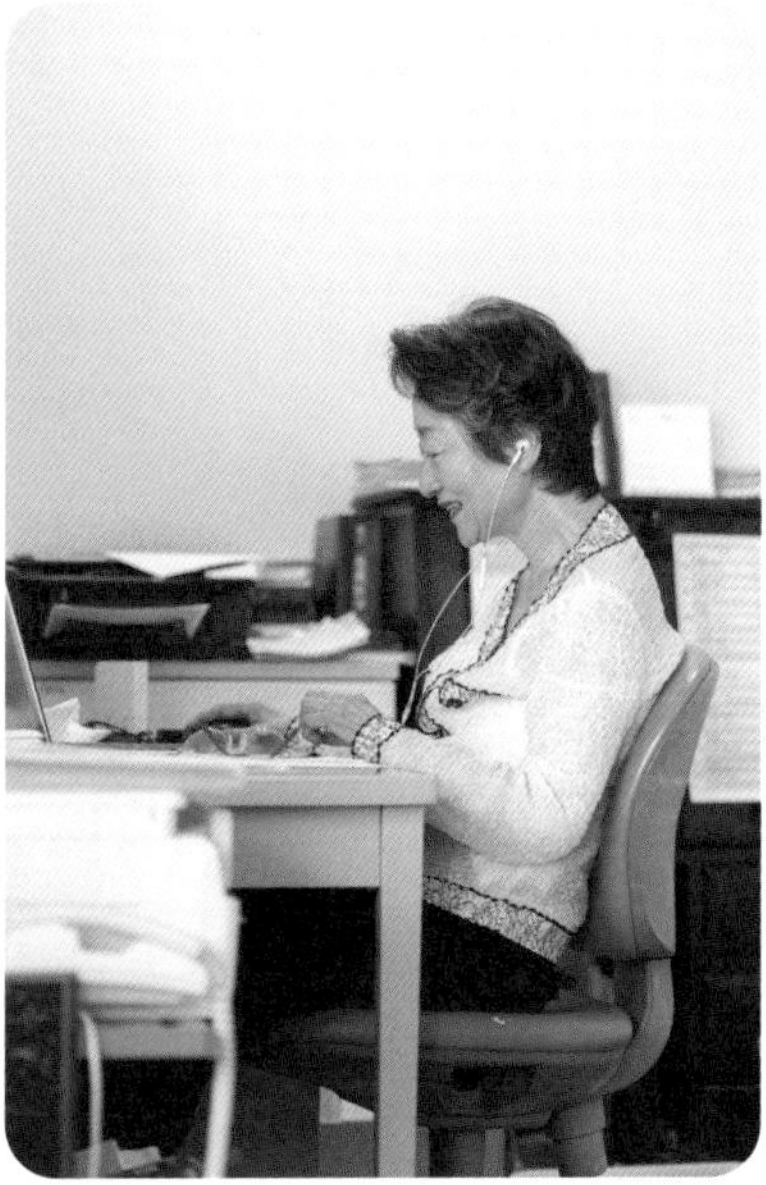

仕事部屋で学会のオンラインミーティング中。苦手なICTにも果敢に挑戦、今では難なくこなせるように。

3 運動

体力、筋力、健康維持のため、運動は必須。
週2回のパーソナルトレーニングを継続しています

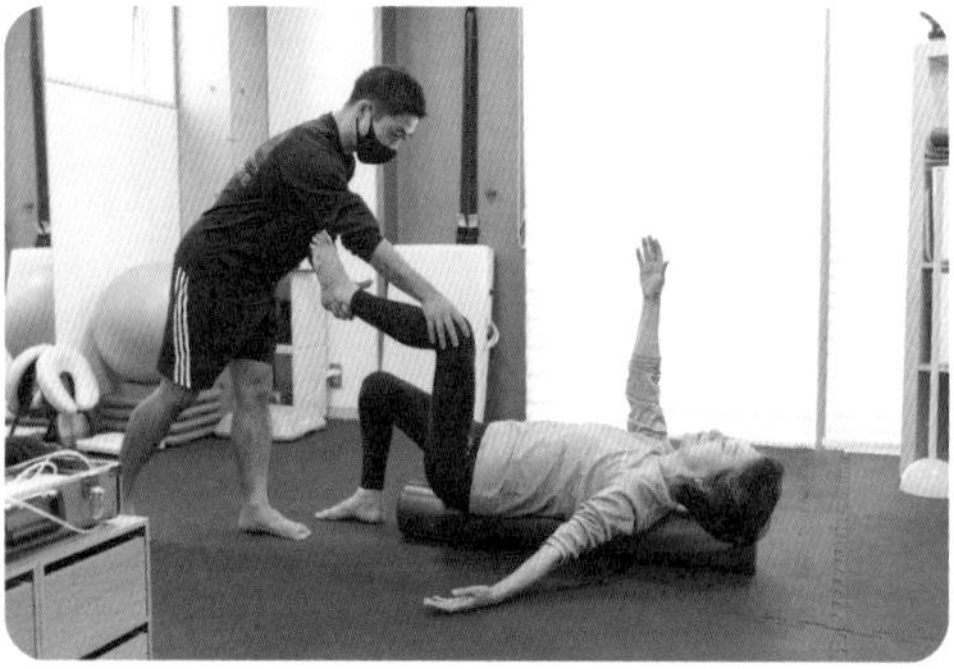

筋膜リリースや加圧トレーニングなどを盛り込んだマンツーマンのトレーニングは、1回90分。

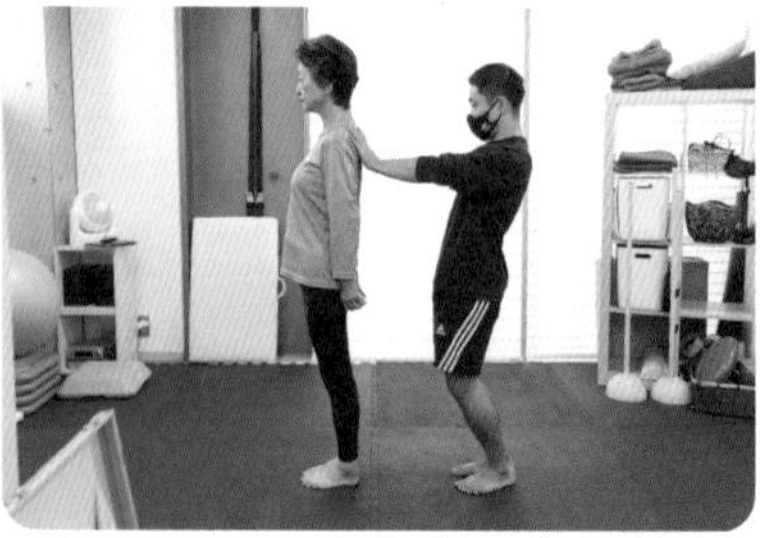

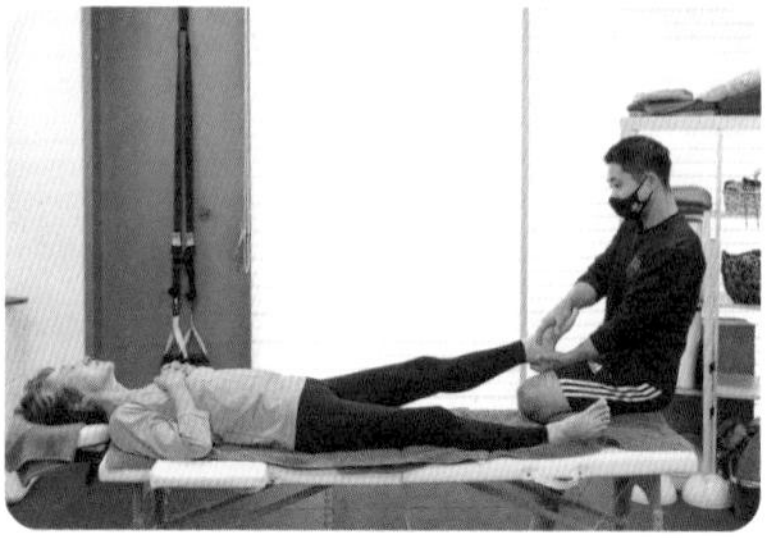

トレーニング前に体の張りやゆがみ、骨格バランスを整える。ふだんから体を点検し、メンテナンスすることが大事。

4

癒し・リラックス

2匹の愛猫とのリラックスタイムと、患者さんからの感謝のメッセージが心の栄養

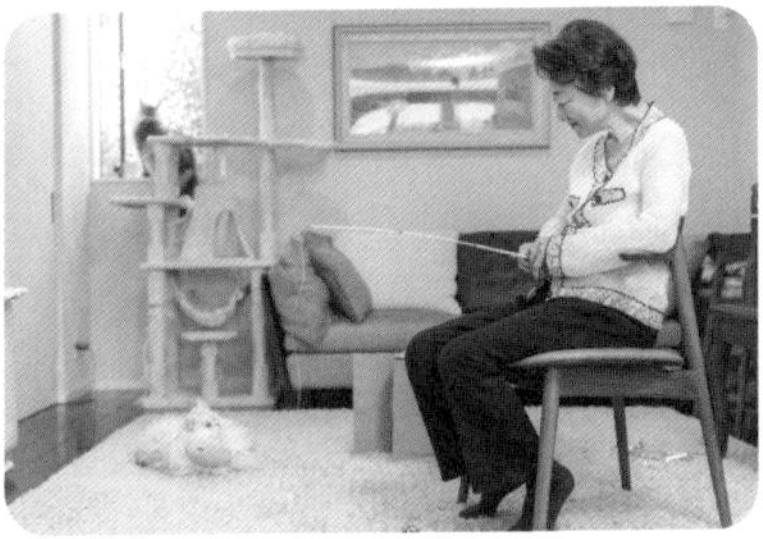

猫たちと戯れるひとときは、疲れも吹き飛ぶ癒しの時間。

担当した患者さんたちから届くたくさんのメッセージがモチベーションに。

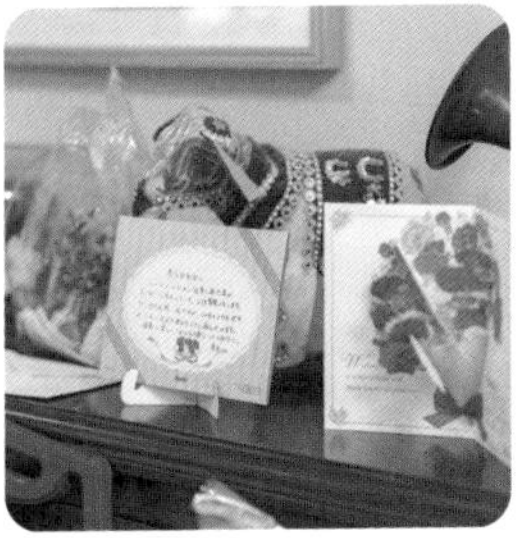

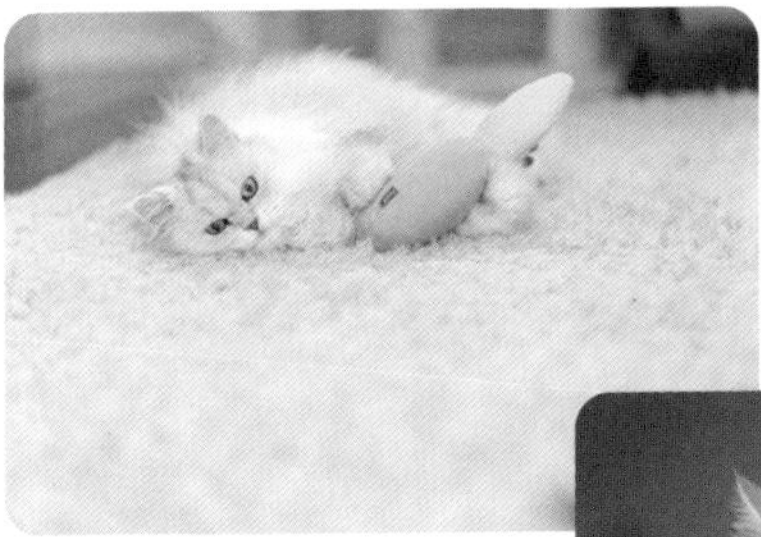

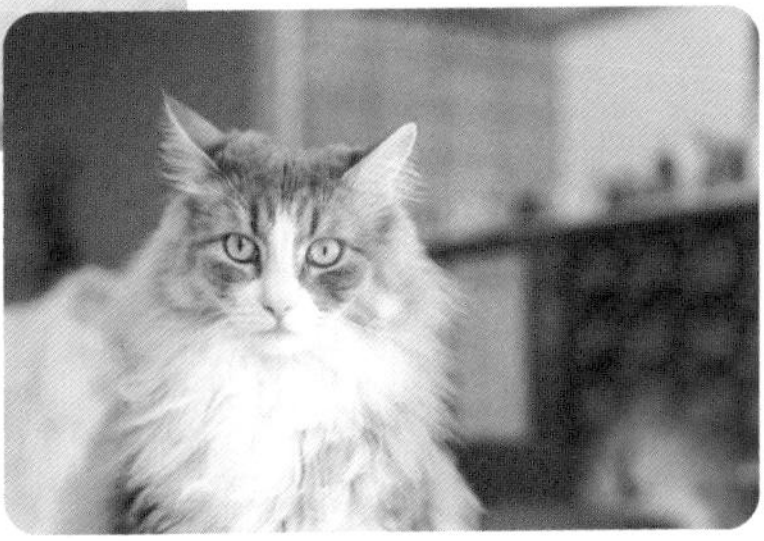

賢くて落ち着いた4歳のハク(右)と、やんちゃで活発な3歳のマー君(上)は家族のように大切な存在。またたび入りのぬいぐるみがお気に入りのマー君。

天野医師のとある1日

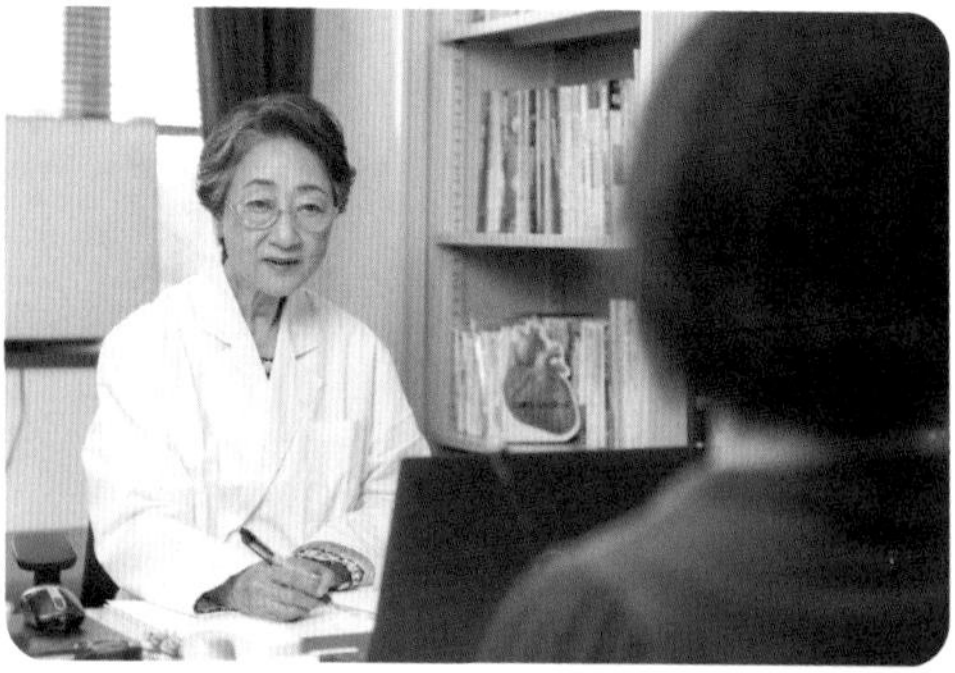

〈問診〉
目の前の患者さんが発するサインを見逃さないよう、注力。

〈和温療法〉
天野医師が積極的に取り入れている治療法。乾式サウナで15分全身を温めたあと、サウナ器で温めたふとんにくるまって30分間安静にする。血流アップや血管機能改善効果が期待できる。

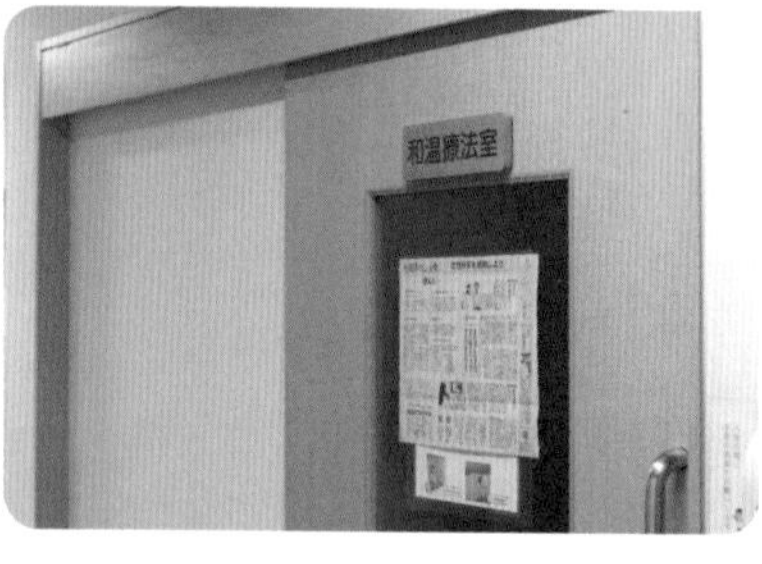

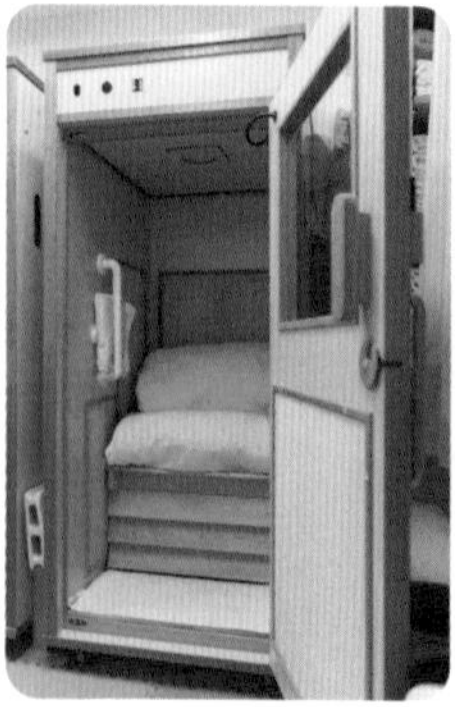

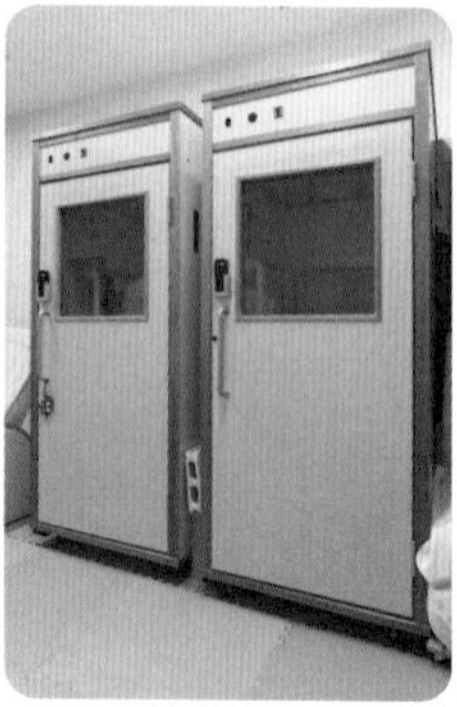

40〜60度で体を深部から温める個室の乾式サウナ。体の冷えを根本から解決する。

仕事のある日のタイムスケジュール

4:30 **起床**
- 入浴
- 猫の散歩
- 朝食
- メールチェック、執筆など

9:00 **出勤**
- 打ち合わせ
- 診療

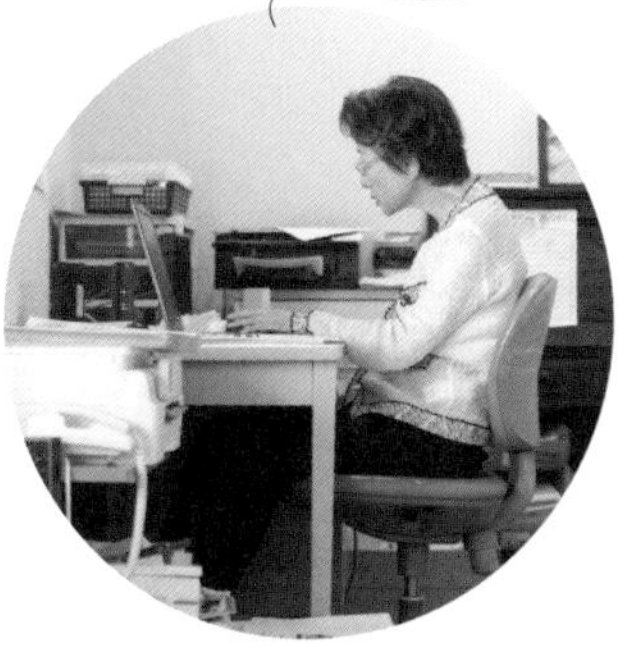

仕事をしていると
時間がたつのも
忘れます。

17:00 **退勤**

19:00 **夕食、入浴など**

20:00 **デスクワーク**
- メールチェック、執筆、論文読みなど

21:00 **就寝**

天野恵子医師のこれまで

私の履歴書

1942
11月16日、愛媛県生まれ
岐阜、長野、秋田と地方で過ごし、中学2年生のときに東京へ

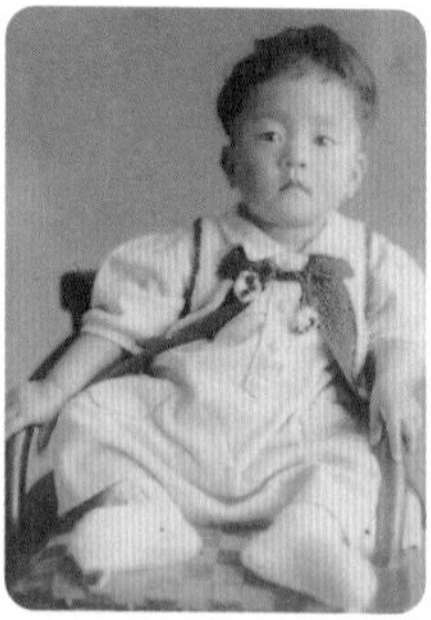

帝室林野局（現・林野庁）勤務の父の長女として誕生。

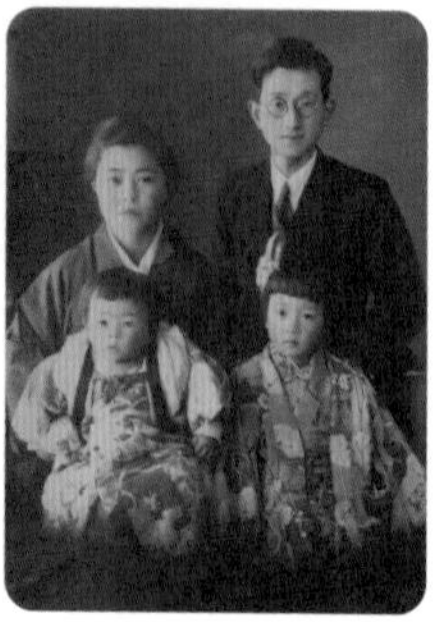

5歳のとき、両親、妹と。

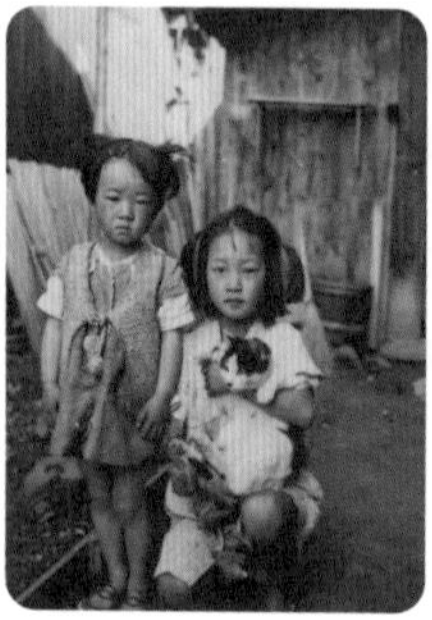

7歳のとき、3歳下の妹と。

1958
東京都立日比谷高校入学

1961
日比谷高校卒業、東京大学理科二類入学

1963 東京大学医学部医学科進学

1967 東京大学医学部卒業

1969 アメリカ留学(New York Infirmacy)

1970 結婚
カナダ留学(Royal Victoria Hospital)

1971 帰国、長女出産

1973 次女出産

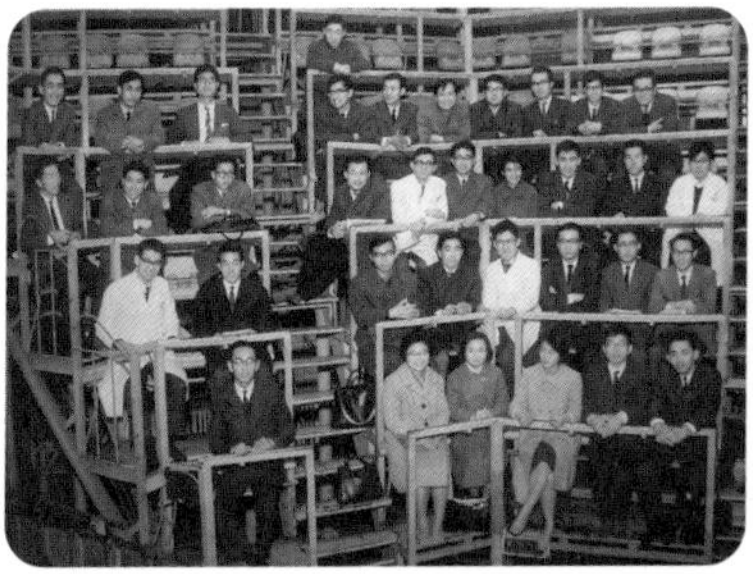

医学部医学科に進学したとき。102人中、女性は10人(最前列右から3人目が天野医師)。

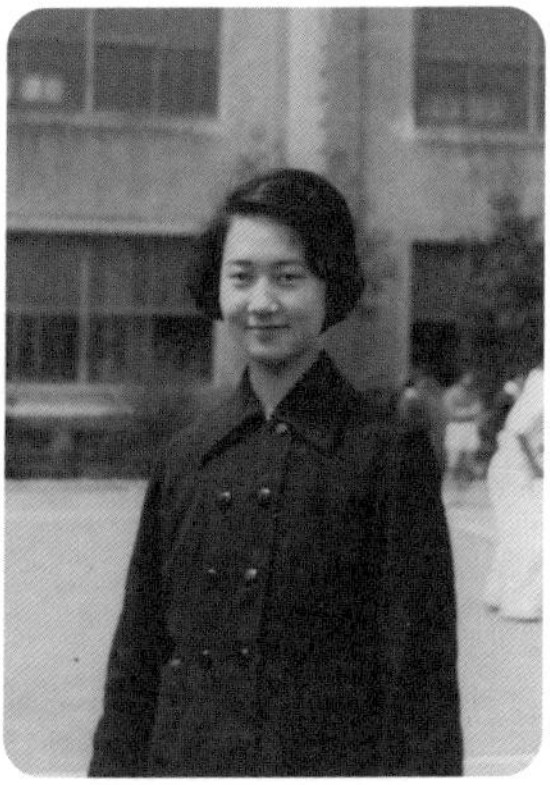

18歳、高校3年生のとき。

1974 東京大学医学部附属病院第二内科医局員

1980 三女出産

1983 東京大学医学部附属病院第二内科助手

1988 東京大学保健センター講師

1994 東京水産大学（現・東京海洋大学）保健管理センター教授・所長

1999 日本心臓病学会で「女性における虚血性心疾患」のシンポジウム開催、登壇

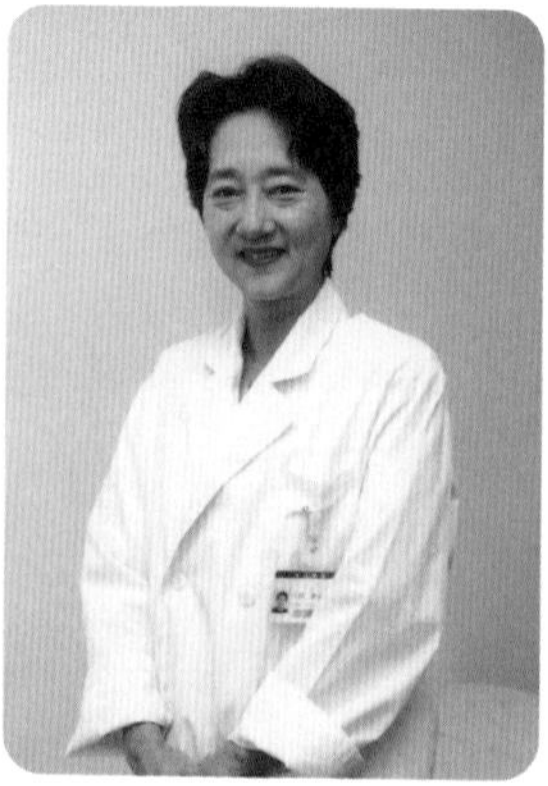

59歳、更年期症状が霧が晴れるように消えたころ。

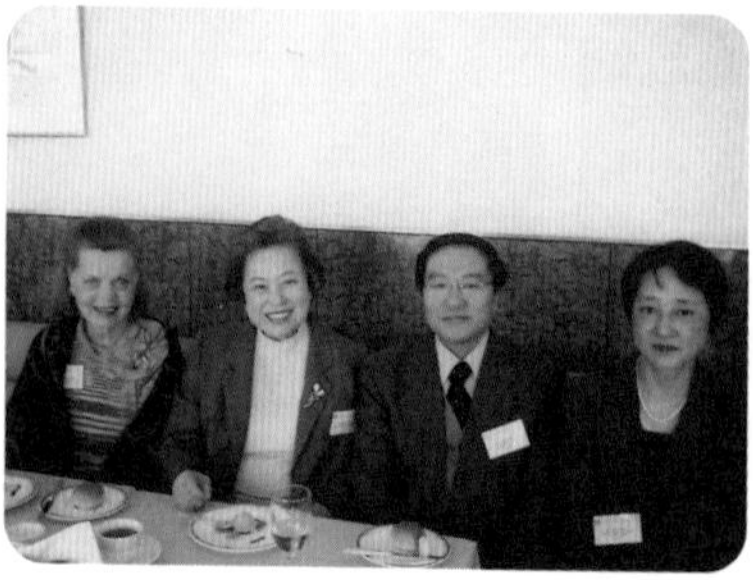

女性外来創設を推進した元千葉県知事・堂本暁子氏（左から2人目）と。

2000
『女性における虚血性心疾患』を刊行
循環器内科領域での性差医療の普及に貢献

2002
千葉県立東金病院副院長、千葉県衛生研究所所長
公立病院初の女性外来に従事
鹿児島大学医学部非常勤講師

2006
ドイツの性差医療学会に登壇（ベルリン）
離婚

2009
静風荘病院特別顧問

現在

81歳、現役！

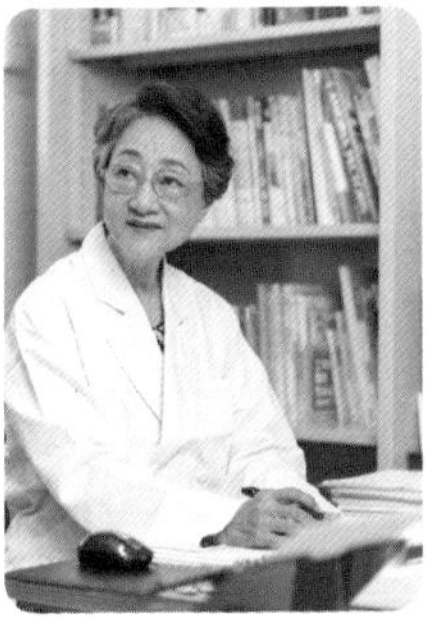

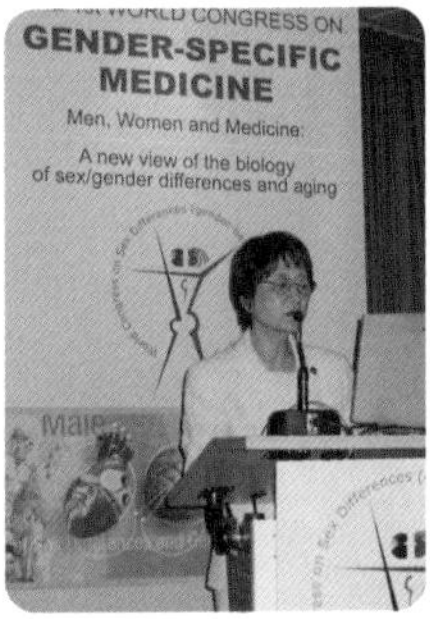

日本における性差医療について講演。世界に向けて日本の現状を発信した。

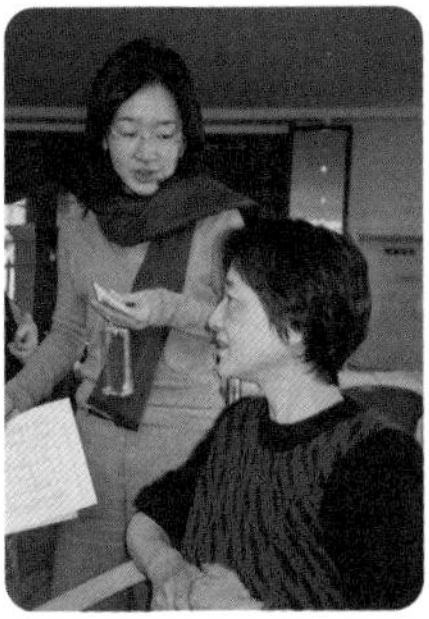

ドイツに在住して税理士として働いていた次女。ベルリンの学会で数日間秘書としてサポートしてくれた。

はじめに

私は現在、埼玉県の病院で週2回、女性外来を担当し、診療に当たっています。女性外来とは、女性の患者さんのための診療科。女性と男性とでは、なりやすい病気や症状の表れ方に違いがあるということを考慮した「性差に基づく女性医療」を行う専門外来です。思春期から更年期、老年期まで、あらゆる年代の女性が心身の不調を訴えて全国から私のもとを訪れます。

患者さんが訴える症状はさまざまで、病院で検査を受けても「異常なし」とされ、行き場を失い、最後に女性外来にたどり着いたという人も少なくありません。治療に際しては、西洋医学に東洋医学を取り入れながら、薬物療法や精神療法、代替医療などを組み合わせ、その方に有効と思われる方法を柔軟に用いるようにしています。

日本ではじめての女性外来は、今から20年以上前に、私の呼びかけで生まれました。

「女性専用外来」「女性専門外来」など呼称に違いはあっても、現在、46の都道府県で受診できるようになりました。

女性外来を立ち上げようと思ったきっかけは、私自身の壮絶な更年期障害の体験です。48歳を過ぎたころから59歳まで、激烈な更年期障害に悩まされ続けたのです。

夜用のナプキンが間に合わないほどの突然の大量の異常出血にはじまり、強いのぼせやほてり、異常発汗、下半身の激しいしびれ、体中の関節の痛み、立っていられないほどのひどい疲労感と倦怠感《けんたいかん》、全身の冷え……。症状がひどいときは、はうようにして出勤し、2時間診療しては、30分横になって休むという方法で、なんとか仕事を続けているような状態でした。あまりにもつらく、「重篤な病気なのではないか」と思い悩み、治療法を求めて高名な産婦人科医に何度も相談に行きました。更年期障害の標準治療であるHRT（ホルモン補充療法）をはじめ、漢方や気功、鍼灸などありとあらゆる治療法を試しましたが、結局最後まで何も解決策はありませんでした。この経験をきっかけに、日本の更年期医療・医学の遅れを痛感し、女性特有の問題に専門的に対応する診療科の必要性を実感し、多くの方々の協力のもと、女性外来開設へと至りました。

現在、日本人女性の平均寿命は、87・09歳（厚生労働省　令和4年簡易生命表より）、健康寿命は75・38歳です。健康寿命とは、寝たきりなど、健康上の問題で日常生活が制限されることなく生活できる期間のこと。実際、後期高齢者とされる75歳を境に、要介護者が急激にふえていきますから、健康寿命をのばすことが、健やかで実り豊かな高齢期の条件といえます。

本書では、長年、女性医療に取り組んできた専門家の視点から、私自身が体験してきた、老いのプロセスとその対策をお伝えしています。食事や運動、リラックス法などのストレスケア、仕事や生きがいを持つことや体を冷やさないことなど、日常生活に簡単に取り入れられる工夫や心がけをふんだんに詰め込みました。

また、「あのときこうだった」「こうしておけばよかった」と思ったことなども、私の人生を振り返りながらご紹介しています。

老後の対策は、何歳からはじめても遅すぎることはありません。たとえば筋トレをはじめると、70歳、80歳でも筋肉をふやすことができますから、何か一つでも生活に取り入れ、実践し、継続してみることはとても大切です。

とはいえ、女性にとって女性ホルモンがゼロになる閉経は、まさに一大事。更年期は女性の人生の大きな転換期です。

要注意なのは、更年期症状がとくになかった人も、体の中では老化がどんどん進んでいるということ。人生の棚卸しの時期である40代から意識して体を整える習慣をつけることで、加齢による症状が緩和したり、心身がラクになったりする効果が格段に上がり、健康寿命をのばすことにつながるはずです。ぜひ40～50代のうちから自分の体に関心を持ち、更年期や高齢期に関する正しい知識を身につけ、女性外来など医療を上手に活用し、セルフケアも取り入れながら、健やかな日々を送ってください。

そして、「自分が自分の主治医になる」をモットーに、悩まされている症状の原因を探り、適切な治療法や対処法をどんどん取り入れ、老いの壁を力強く乗り越えていっていただきたいと思います。

その心がけが、10年後、20年後、そして30年後に大きな蓄積となり、健康で充実した高齢期を支える底力となることを願ってやみません。

著者

目次

Chapter 1

女性の老いの壁はこうして越える！

Chapter 2

体を温めると、必ず健康になる

Chapter 3

更年期からが女性の人生の本番！

Chapter 4

ストレスをしなやかにかわす生き方

Chapter 5

自分らしく老いを生き切る

Chapter 1

女性の老いの壁は こうして越える！

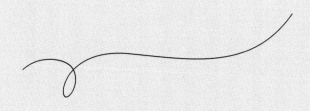

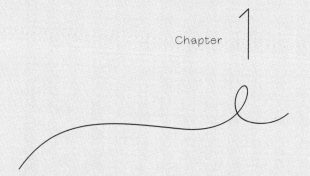

1 エストロゲンの保護がなくなり、体質が激変する老年期

「女性だから月経痛があるのはしょうがない」「女性ホルモンのエストロゲンが急減する更年期は、体調不良があって当たり前」。長年、月経痛や更年期の不調は、女性ならあって当然という風潮があり、積極的な対策がとられるようになったのは、ほんの20年ほど前のことです。

そもそも、医療において女性は男性のミニ版とされ、長年、男女の体には体格と生殖機能以外には根本的に異なる点はないと考えられてきました（後述）。

昨今、生物学的な性差を前提とした社会的・文化的な性差をなくそうとするジェンダーレスという考え方が浸透しつつあり、多様性を認め、「こうあるべき」の決めつけをへらしていこうという動きはとてもいいことだと思います。

しかし、とくに生物学的な視点からすると、男性と女性とでは医学的アプローチはまったく違います。

生物学的な性差は、性ホルモンによって形成されます。

私たち女性を支配する女性ホルモンには、プロゲステロンとエストロゲンがありますが、健康に大きな影響を与えるのは、エストロゲン。「女性の美と健康の守り神」ともいわれるホルモンで、その働きは、月経や妊娠・出産への貢献にとどまりません。ふっくらとしたバスト、くびれたウエストの女性らしい体を作るばかりか、コラーゲンの産生を促して水分を蓄え、みずみずしくハリのある肌を保ちます。また、髪の毛のツヤの維持にも貢献します。

女性を女性たらしめるホルモンといわれるだけあって、エストロゲンは、このように女性らしさをサポートしてくれるホルモンなのです。

エストロゲンはコレステロール値を適正に保ったり、血管や関節を柔軟に保って動脈硬化や関節痛などを防いだりして、女性の健康にも寄与します。

骨を丈夫に保ったり、代謝を促して肥満を予防したり、低体温を防いで免疫力を保つ働きもあります。

エストロゲンがじゅうぶんに分泌されていると、自律神経（意思とは無関係に内臓などをコントロールする神経）が整ってリラックスに関係する副交感神経が優位になりやすく、結果的に気持ちも安定することがわかっています。さらに、脳にも働き、記憶力をはじめとする脳の機能を維持するのにも一役買っています。

エストロゲンによって女性の美と健康が守られていることが、よくわかるでしょう。

しかし、残念なことに、エストロゲンの恩恵には、タイムリミットがあります。

30歳ごろをピークにエストロゲンの分泌はへりはじめますが、閉経をはさんだ前後10年間の更年期に突入するころには激減します。

そのため、肌から潤いやハリが失われたり、髪の毛がパサついたりと、美容面での変化だけでなく、健康面でもトラブルに見舞われやすくなってしまいます。

そして老年期になると、動脈硬化や高血圧、脂質異常症、糖尿病などの生活習慣病にかかりやすくなったり、骨密度が急激に低下して骨粗しょう症のリスクが高まったり、それまでとはまったく違う体になったといっても過言ではないほど、ダイナミックに体質が変わるのです。

男性の場合、生活習慣病のピークは40代、50代ですが、女性の場合は、もう少しあと。病気にかかりやすい時期に性差があるのは、女性ホルモンの影響によるところが大きいということです。

2 複雑でデリケートな女性の体を専門に診る「女性外来」

「性差医療」という言葉をご存じでしょうか。

これは、女性と男性ではなりやすい病気や症状の表れ方などに違いがあるという考え方。1980年代のアメリカで政府の旗振りではじまった学問分野です。

私は、この性差医療という考え方をはじめて日本に紹介し、これをきっかけに日本でも性差医療という視点が注目されるようになったのです。

当時、アメリカでは、女性に対する医療サービスはよくなっているのに、女性の心臓病による死亡はへらないという現実がありました。

調査の結果、それまでは当たり前と思われていたことが、女性には当てはまらないことがあるとわかってきたのです。

実は、医学は成人男性を基準にして確立されてきたもの。診療のほとんどは、男性のみから得られたデータをエビデンスにして行われていました。

ある意味、仕方がないことかもしれません。女性には月経周期があり、時期によって体温も異なりますから、安定した医学データを採取しづらいのです。

また、産む性である女性には、催奇性（妊婦が薬物を服用した際に、胎児に形態的異常を生じさせ得るリスク）のある薬剤は投与しづらく、治験（薬の効果や安全性を調べる臨床試験）への参加を募ることも容易ではありません。

とはいえ、医師でさえ多くの人は、このような実態を知らずにいて、何の疑いもなく男性のデータだけを根拠にして、研究し、診断し、治療する、という時代が長く続いていたのです。

1990年代以降、アメリカでは、性差医療研究のスピードが加速し、男性と女性とでは、同じ病気でも、発症率、症状、治療法などに大きな違いが生じるケースがあることが判明しました。そして、性差医療は学問の一つの分野として確立されていきました。

たとえば、痛風《つうふう》（血液中の尿酸値が上がり、関節に痛みを引き起こす病気）は男性に多く、膠原病《こうげんびょう》（全身の血管や皮膚、筋肉、関節などに炎症が起こる病気）は女性に多い、食道がんの男女比は7対1など、男性と女性で発症数が圧倒的にどちらかに傾いている病態の研究が進みました。

発症率は同じでも、臨床的に男女差のある病気が存在することも明らかになりました。心筋梗塞はその典型例で、この病気による死亡数に男女差はほとんどありませんが、男性は若いうちから心筋梗塞で死亡することがあるのに対し、女性は閉経前に心筋梗塞にかかることはひじょうにまれで、閉経後10年以上をへて罹患率が高くなることがわかりました。

また、エストロゲンが出なくなるため、閉経後の女性のコレステロール値が急に上がることは珍しくありません。日本では、医師が「このまま高い数値だと、脳卒中や心筋梗塞になるリスクがある」といってコレステロールを抑える薬を出します。ところが、更年期以降の日本の女性の高コレステロールは、ほとんどがローリスクで、薬は不要なんですね。

さらに、アメリカでは、体のほとんどすべての臓器や組織における生物学的性差を明らかにしようとする研究が進み、骨の構造から痛みの感覚、薬の代謝や脳でのセロトニン合成まで、あらゆるところで性差が確認されています。こうした性差による違いをつまびらかにし、的確な治療を提供するための最先端医療が、性差医療なのです。

3

更年期女性だけがかかる期間限定の心臓病「微小血管狭心症」

私の専門は循環器内科です。心臓や血管の病気を専門とする科で、私は高血圧、狭心症、心筋梗塞、心臓弁膜症などの治療を得意としてきました。

1980年代の前半のことです。当時、「胸に圧迫されるような痛みが起きる」といった狭心症の症状を訴える更年期前後の女性患者がよくやってきました。

症状はあるのに心臓カテーテルを入れてみても、血管のどこにも異常は見つからない。狭心症の特効薬であるニトログリセリンも効きません。

私のところに来る前にほかの医療機関を受診して心臓神経症と診断され、「気のせいですよ」といわれて何の診断もされずに帰される人も少なくありませんでした。私自身も、ニトログリセリンを処方して効果がなければ「狭心症ではない」と判断していたのですが、本当にそうなのか、疑問を持ちはじめていました。

こうした例が見られるようになって焦っていたとき、アメリカの循環器病学会で「微小血管障害による狭心症」という病気があると知りました。

女性の心臓神経症といわれる胸痛は、気のせいでも何でもなく、心臓由来だったのです。心臓カテーテルで見過ごされる微小な血管の狭窄や収縮異常によって起こるもので、更年期前後の女性に多く見られるのが特徴ということでした。そして、その学会では、その狭心症に有効な薬剤についても触れられていました。

「これだ!」

私は胸のつかえが取れたような思いで、自分の患者さんに試してみたところ、劇的に快癒したではありませんか。

以後、周囲の循環器医に「女性には、微小血管狭心症という、男性とは異なる狭心症がある」と話し、研究の必要性を訴えたのですが、なかなか取り合ってはもらえませんでした。このタイプの狭心症は比較的、予後がよいということもありますし、周囲の医師たちは男性がほとんどです。「女性にだけ多い心臓病がある」と聞いても、ピンと来なかったのではないかと思います。

当時はまだ、病気に性差があるという考え方は、日本に入ってきていませんでした。

4

更年期症状がなくても卵巣の老化は密かに進む

女性ならではの不調や病気として代表的なのが、更年期症状です。

多くの女性は、50歳前後で閉経を迎えます。更年期とは、閉経前の5年、閉経後の5年、計10年間をいいます。この間は、心身にさまざまな異変が表れます。

突然、顔がカーッと熱くなったり、上半身だけが一気に熱くなってのぼせたようになったりするホットフラッシュは、更年期の初期によく見られ、異常発汗を伴うこともあります。このほか、めまいや頭痛、関節痛、不眠、慢性疲労、動悸、手足の冷えなど、更年期には実にさまざまな症状が出てきます。イライラ、抑うつなど、精神的に不安定になるのも、更年期の典型的な症状です。

以上のような症状がエストロゲンの分泌量がへることによって起こります。エストロゲンは、30代半ばくらいまでが分泌のピークで、30代後半以降は徐々にへっていき、更年期に入る40代半ばからは、アップダウンをくり返しながら急激に減少します。エストロゲンが減少してくると、脳はそれを察知し、「もっと分泌しなさい」と卵巣に指令を出します。最初は卵巣もそれに応えて頑張りますが、だんだん応えられなくなってくるのです。でも、脳は「もっともっと」と指令を送り続けます。

こうして脳と卵巣との連携プレイが乱れ、指令を送る脳の視床下部にあるホルモン中枢は混乱し、そのことで、同じ視床下部にある自律神経の中枢にも影響が及び、ホットフラッシュ、冷えや動悸など、自律神経に関係するさまざまな不調が出てくるのです。とはいえ、すべての人に不調が表れるわけではありません。更年期症状を感じる人は全体の6割程度で、残りの4割はこれといった不調は覚えず、月経周期がバラつく、ついに月経が来なくなった、といった変化を感じる程度です。

また、更年期症状を感じる人のうちの3割弱は、生活に支障が出て、治療が必要なほど重い症状を訴えます。このような場合、「更年期障害」と呼ばれます。

更年期に症状がなく過ごせた人も、エストロゲンが減少して体質が変化していますから、アフター更年期、そして老年期に、体を整える習慣をつけるよう心がけることが大切です。

5 子宮と卵巣を摘出して起きた人生の一大事

私の場合、40代に差しかかったころに、更年期の前触れのような症状に見舞われました。一年中カゼを引いているような調子の悪さを感じるようになったのです。カゼ薬や抗生物質を飲んだりしていたのですが、調子の悪さはまったく改善されませんでした。今にして思うと、このころには、すでにエストロゲンの値が下がりはじめていたのでしょう。「おかしいな」と思いながらも、効果が感じられないので、1年ほどで薬の服用をやめると、今度は、夜寝ているとき、喘息《ぜんそく》のような息苦しさに襲われるようになりました。ステロイドの入った薬を飲むと、症状は軽くなり、それほど深刻でもなかったのですが、今、自分の40代を振り返ってみると、「あれ？　ちょっとおかしいな」ということが、ちょくちょく起きていたのです。

そして迎えた48歳。このころから生理時の過多出血がはじまりました。突然、大量の出血が起きるため、常に夜用の生理用品を持ち歩かなければならないほどでした。婦人科では「機能性出血」と診断され、処方されたホルモン剤を服用すると、大量出血は治まったので、それでなんとかやり過ごしていました。

次に異変を感じたのは50歳で閉経したとき。排尿時に突如、おしっこが止まってしまうという現象が起きるようになったのです。子宮にできた筋腫が尿道を圧迫しているに違いない——。ほとんど確信に近いものを持って婦人科を受診したところ、やはり子宮筋腫と診断されて手術を受けることになりました。子宮を全摘することになったのです。それだけではありません。「卵巣がんになる人がふえているから、取りましょうか」と主治医からいわれ、両側の卵巣も摘出することになったのです。

卵巣は、初潮を迎える思春期から閉経までの約40年間の〝期間限定〟で働く臓器。当時の私は50歳ですから、年齢的には卵巣はもう役目を終えようとしていたわけですし、がんのリスクを避けられるなら、と前向きな気持ちで手術を受けました。

しかし、まさかその後、壮絶な日々が待ち受けていようとは想像だにしていませんでした。卵巣を摘出することで、私は突如として更年期の荒海に放り出され、さまざまな症状に苦しめられることになったのです。

6 皮膚の異変と激しい冷え、倦怠感に襲われた地獄の日々

子宮と卵巣を摘出してから1か月後、皮膚に驚くべき異変がありました。足の裏は象の皮膚のように分厚く、硬くなり、頬はたるみ、指でつまんで引っ張るとビヨーンとのびて垂れ下がり、しばらく元に戻りません。こうした皮膚の変化は、エストロゲンの恩恵を受けられなくなったことが原因でした。

とはいえ、婦人科でホルモン補充療法（HRT）をはじめたところ、皮膚の症状はすぐに改善したこともあり、楽観的に考えていたのです。「子宮と卵巣を摘出したから、子宮がんも卵巣がんも怖くない。ホルモン補充療法で更年期症状も治まるはず」と、当時の私は割と気楽にとらえていました。

ところが、手術から3年後の53歳のとき、強いのぼせやほてり、異常発汗に頻繁に見舞われるようになったのです。いわゆるホットフラッシュです。寒い日なのに全身

汗びっしょりの私を見て、周囲から訝《いぶか》しがられるほどの異常発汗もありました。

そして今度は、下半身のひどいしびれに襲われたのです。最初は両足の裏だけでしたが、徐々に脚、肛門、膣、尿道までにしびれが広がったのです。

この下半身のしびれがはじまったのは56歳の春でしたが、その年の秋には受話器も持てないくらいの関節の痛みと、強い冷えを感じるようになりました。登山用の厚手の下着を身につけ、ウールの靴下をはいても、足元が冷えてどうにもならない。電気ストーブを抱えるようにして仕事をしていましたが、ストーブに近づき過ぎてズボンが焦げても気が付かないほど体は冷え切っていたのです。さらに、ひどい倦怠感。患者さんを2人くらい診たら横になって休まなければ診療が続けられないほどでした。

ひどい更年期症状が一気に押し寄せ、私の50代は本当に地獄のように熾烈《しれつ》な日々でした。漢方、気功、鍼《はり》、灸——と、効きそうなものは片っ端から試してみました。更年期に関する文献を読み漁り、著名な産婦人科の先生をはじめ、さまざまな診療科を訪ね、相談しました。けれど、症状は一向に改善することはありませんでした。日本における女性医療、ことに更年期障害に関する医療の遅れを痛感せずにはいられず、私の関心が「性差医療」へと向かったのは、この体験も一つの契機になっています。

7 医療に性差の視点を取り入れるべく、パイオニアとなる

アメリカに遅れること20年、性差医療の考え方が日本に上陸したのは、21世紀に入る直前です。実は私は、アメリカで盛んに研究が進みはじめていた性差医療の存在を知り、1980年代後半から90年代にかけてのころ、この学問分野について学んでいました（ちなみに、この学びの途中で、先に触れた微小血管狭心症のことも知りました）。そして、これを日本でも取り入れるべきだと実感し、1999年の日本心臓病学会で性差医療の概念を日本ではじめて紹介しました。

そもそも、医学は男性を基準に確立されてきましたから、当然のことながら女性医療は立ち遅れていました。性差医療の最先端をいくアメリカでは、それを是正するため、地域における女性医療の研究、診療、啓発教育を行うためのセンターを全国の大学病院に付設するなど、政府が先頭に立ち、次々と女性の健康支援のための施策が打

ち出されていました。性差医療の概念を日本で紹介した私は、日本でも、まずは女性医療の遅れを取り戻さなくてはならないと考えました。男性と同じ病気で女性に関するデータがないものについては、データをとってエビデンスを構築しなくてはなりません。そのためにまず必要なのは、医療現場で活躍する女性医師への啓発だと思っていた私は、性差医療の実践の場として「女性専用外来（女性外来）」の立ち上げに向けて動き出したのでした。

当時、私の考えに賛同してくださる方も多く、２００１年５月の鹿児島大学医学部附属病院を皮切りに、全国の医科大学や国公立病院で次々と女性専用外来が開設されていきました。私自身、２００１年９月に公立病院ではじめての女性外来が立ち上げられた千葉県立東金病院で、診察を担当することになりました。

患者さんからの反響は大きく、女性外来は瞬く間に人気の外来診療科に。「女性医師による、女性のための、女性医療」として、マスコミにも大きく取り上げられました。おかげで、世の中に性差医療の存在が認識されるようになりましたが、フェミニズム的な受け取られ方をするなど、誤解や偏見もありました。しかし、性差医療は、社会学とはまったく違う概念。あくまでも純粋に医学的な視点による医療なのです。

8

見過ごされやすく治療に結びつきにくい女性の病気

女の病は男に比して十倍治し難し——。

現存する日本最古の医学書『医心方』に、このような一説があります。千年以上も前に、女性の病気が男性の病気よりも格段に治療しにくいといわれていたのです。しかし、それは医療が日進月歩の勢いで進化した現代においてもある意味、真実かもしれません。

女性外来には、実にさまざまな症状を訴える患者さんが訪れます。

思春期の女性たちに多いのは、摂食障害、月経不順、月経困難症など。朝起きられず、昼夜逆転の生活に悩む学生さんもやってきます。

成人女性なら、不妊相談もありますし、子宮筋腫や子宮内膜症といった婦人科系の病気での受診もあれば、冷え、腰痛、関節痛、片頭痛などの訴えも多く、うつなどメンタル面での問題を抱えた人も少なくありません。
50代前後になると、更年期症状の訴えが多く、のぼせやほてり、異常発汗といったホットフラッシュをはじめ、不眠、めまい、耳鳴り、しびれ、関節痛、倦怠感、イライラ、不安感、抑うつなど、さまざまな症状を訴えます。高血圧、高血糖、肥満、骨量減少、尿失禁、老眼など、加齢による変化も加わり、更年期以降の女性には、実にさまざまな症状が表れます。

西洋医学では、臓器そのものに炎症や異常があり、その結果としてさまざまな症状が出現する病気を器質的疾患といい、この場合、検査を行えば必ず症状の原因となる異常が見つかり、適切な治療に結びつきます。

一方、臓器には何も異常がないにもかかわらず、自覚症状だけがある場合、これを、機能的疾患といい、いろいろな検査を行っても症状の原因となる異常が見つからず、治療に結びつきにくくなります。こうした機能的疾患が急増し、早期に確かな診断がつかず、多くの女性たちが迷い、苦しんでいるのが現実ではないでしょうか。

9 女性医師による、女性患者のための医療を広める

女性外来では、女性医師が女性患者を診るのが一般的です。同性であることで、患者さんの気持ちに寄り添い、丁寧にきめ細かく対応でき、信頼関係を築きやすい面があります。また、女性医師自身、妊娠や出産、育児などのライフイベントを経験していることも多く、患者さんの立場や不安への理解が得やすくなるでしょう。

もちろん、個人差や相性などもありますが、患者さん本位でじっくり情報収集する診療形態は、一般的な3分診療では対処できない症状を解決しやすくします。

たとえば、ひどい更年期症状に苦しむ患者さんであれば、自分の体験を話したりします。つらい症状があるのに、「更年期だから仕方ない。時期がくれば治るはず」と、特段の手当てもせず、我慢している女性が実に多いのです。

確かに、閉経に伴う更年期症状は、体の大きな変化期が過ぎることで、ある程度は

収束していきます。とはいえ、その間の症状のつらさを放置すると、QOL（生活の質）を大いに損なうことになるでしょう。私の場合、何をしても症状は改善しませんでしたが、自分自身の壮絶な体験、そして、更年期が明けたときのことを話すと、患者さんは、「いつかはラクになるんだ」と心から安心し、治療に終わりがあることを信じて治療に前向きに取り組んでくれます。

また、私が実践したさまざまな治療法を試し、劇的によくなった患者さんも少なくないのです。医師として、女性である自分自身の経験が患者さんの一助になるのは、女性外来ならではかもしれません。

性差医療に関心を持つ男性医師から「女性外来に男性医師がいてもいいのではないか」といわれることもありますが、やはり私は、女性の医師がベストだと思っています。産婦人科、乳腺内科・外科や肛門科など、「男性医師に診てもらうのは抵抗がある」という人が多く、そんな患者さんの思いを汲むのはもちろんですが、それだけではありません。女性医師は、女性の患者さんのことを〝自分ごと〟として考えることができます。だから、女性外来を担当するのは、どうしても女性の医師でなくてはならない。私はそう信じているのです。

10 初診はその後の治療効果を決める真剣勝負

私は、初診の患者さんの診察には、たっぷり1時間かけます。症状を抱えて困っている患者さんの話に共感しながら耳を傾け、時折適切なアドバイスをすることも必要です。

何より、1時間という限られた時間の中で診断を下し、適切な治療法を導き出すために、患者さんから情報を可能な限り引き出すことに心を砕きます。私のところにたどり着くまでに複数の医療機関を受診している患者さんは、記憶が曖昧だったり、症状を伝えても、医師から「気のせい」などといわれて相手にされなかったりした経験をしています。

そのため、初診は医師にとって真剣勝負の時間です。私と向き合ってもなかなか心を開いてくれず、必要なことを聞き出すのに、相当な時間を要します。

ですから私は、診察時間を有効に使うため、予約時（私の外来は完全予約制です）に「健康相談記録」という問診票にあらかじめ記入してもらい、綿密に聞き取ります。

相談記録は、基本的な個人情報に加え、現在の症状、診察に際して一番期待すること、これまでに「どんな症状」があり、「いつ」、「どこの医療機関」を「何回」受診したか、その「治療内容」や「検査結果」、「効果の有無」、本人の既往症や、両親や兄弟姉妹の病歴、さらに、喫煙や飲酒習慣、アレルギーの有無などを問い、それら一つ一つに答えてもらう形式になっています。

女性の病気や不調は多様です。

おまけに、痛みや不快の感じ方の個人差は大きく、メンタルの状態とも密接に関わっているため、診断や治療はひと筋縄ではいきません。

その人の病歴、フィジカルとメンタル両方の状態、生活習慣など、さまざまな要素を勘案してトータルな診断を下し、適切な治療法を導き出すことが重要なのです。

事前にじっくり自分自身の症状を振り返り、把握し、言語化しておいてもらうこと。この相談記録は、そのための大事なツールになるということなのです。

11 多彩で多様な女性の症状は漢方を味方にするとうまくいく

女性の症状は多岐にわたり、明らかな異常がないのにもかかわらず、さまざまな症状を訴えるのが特徴です。とくにメンタルの不調が多く、病気そのものをターゲットとする西洋医学だけではなかなか対処できません。そこで私は、西洋医学の足りないところを漢方で補い、治療に当たっています。

幅広い不定愁訴やメンタルの不調は、漢方の得意とするところです。

漢方薬とは生薬（草や木、動物など自然界にあるもので効能や作用のあるもの）を組み合わせた医薬品で、病気の原因や体質を考慮し、体のバランスを整えることを目的としています。漢方薬にはひじょうに多くの種類があり、女性の症状に適している薬もたくさんあります。漢方薬は、重篤な副作用が少なく、体質改善という根本からアプローチできるのがメリットです。ある程度続けてこそ効果が得られるので、まずは2〜3

か月継続してみることが大切です。

漢方の基本理念は、「心身一如《しんしんいちにょ》」です。これは、心と体はつながっているとし、その人を総合的な観点から治療しようという考え方。よって、漢方薬は体格や体質を加味した独自の診断方法である「証」に応じて処方されます。

「証」は、がっちりした体型で体力があり、胃腸が丈夫なタイプの「実証」、筋肉が少なくて疲れやすく、虚弱なタイプの「虚証」、どちらにも偏らないタイプの「中間証」と、大きく3つに分けられます。

また、漢方では3つの基本物質「気」「血」「水」が体を構成すると考え、「気」は生命エネルギー、「血」は血液とその働き、「水」は生体内にある無色の液体とその働きを指します。これらがバランスよく、スムーズに流れている状態が健康で、変調が起こると病気になるという考え方です。

脈診や腹診、舌診、問診のほか、顔色や声、全身の状態を観察して診断し、気血水の状態などに応じて漢方薬を処方します。

保険適用されている漢方薬が多くありますから、症状に応じて医師に相談し、適切な漢方薬を処方してもらうといいでしょう。

12 ヘルスリテラシーを高めて自分の健康は自分で守る

日本に性差医療の概念を紹介してから20年余り、なかなか浸透していかない現状にもどかしい思いをしていましたが、このほど、やっと日本政府も本腰を入れて取り組む姿勢が見られるようになりました。

アメリカでは、1990年に「米国国立衛生研究所（NIH）」の中に女性の疾病の予防、診断、治療の向上、そして、それに関連する基礎研究を支援する「女性健康研究局（ORWH）」が開設されていますが、日本でも、同様の機関が立ち上げられることになったのです。厚生労働省は「女性の健康ナショナルセンター」を創設すると発表。女性特有の健康上の問題に関する研究や治療の司令塔として、2024年度中の開設を目指すとしています。

私たち「日本性差医学・医療学会」のメンバーも協力を惜しみません。この機関が本格始動すれば、国内での性差医療の研究も進展するでしょうし、実際に診療に携わる人材の育成も進むでしょう。女性の生活の質（QOL）は改善されるはずですし、ドクター・ショッピングをする女性がへるのではないでしょうか。

ただ、その一方で、医師として、私は、女性のみなさんにも望むことがあります。それは、ヘルスリテラシー（健康や医療に関する正しい情報を入手し、理解して活用する能力）をあげていただきたいということ。

今は、インターネットで何でも調べられる時代です。もちろん、ネット上の情報だけで判断するのは難しいですが、でも、もし不調を感じたりしたら、「なぜ、このようなことが起こるのか」、「どんな治療法があるのか」などを徹底的に調べたうえで受診する。そして、納得いかないことがあれば、とことん医師に尋ねるくらいの情報は持っていて欲しいのです。それでも納得できないようなら、その医師を見限ってもいい。患者さんには、それくらいの姿勢でいていただきたいと思うのです。

患者がヘルスリテラシーを高めると、医師にとって不都合ではないかとの声もありますが、それは医師の能力次第。本当に勉強している医師なら、どんな患者さんがやってきても、動じることはないはずです。

Chapter 2

体を温めると、必ず健康になる

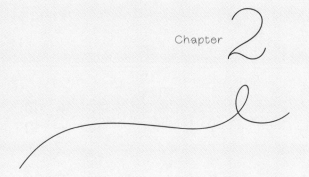

13

コロナ後の重度の倦怠感は慢性疲労症候群の可能性も

女性外来を担当している私の診察室には、更年期障害を抱える患者さんが多数訪れます。更年期障害は症状が多彩で女性特有のものですから、一般の内科などでは診断がつきづらく、女性外来が得意とするところです。

更年期女性特有の心臓病、微小血管狭心症（→P．32）の患者さんも多く来院しますが、コロナ禍をへて急増しているのが、慢性疲労症候群の患者さんです。

慢性疲労症候群とは、ある日突然、原因不明の重度の疲労感や倦怠感に襲われ、頭痛や微熱、筋肉痛、思考力の低下などが半年以上にわたって続く病気です。

古くからある病気で、ヘルペスやインフルエンザのあとに起こる脳の炎症が引き金となって起こると考えられてきました。

慢性疲労症候群は、日本では2014年に厚生労働省による実態調査が行われ、患者の約3割は寝たきりに近い重症患者であることが明らかになりました。

世界保健機関（WHO）の国際疾病分類において、神経系疾患と分類されている神経難病ですが、日本においては指定難病の対象外で医療関係者の間でも認知度が極めて低く、診療する医師がひじょうに少ないのが実情です。

20〜30代で発症する患者さんが多く、症状が重いにもかかわらず、適切な治療はおろか、診断さえ受けられないまま放置されている患者さんがあふれている実態があります。体がだるく、思考力が低下するので勉強や就労が困難となり、健全な社会生活が送れなくなるという深刻な事態をもたらします。

このようにお話しすると、昨今急増している新型コロナウイルス感染症の後遺症の症状とぴったり重なることに気づかれることでしょう。現在、コロナ禍により、この慢性疲労症候群の患者さんが急増しているのです。

新型コロナウイルスなどのウイルスが、脳にまで到達して炎症（脳炎）を起こし、ひどい疲労感や倦怠感、思考力の低下に悩まされている人がひじょうに多いのです。

新型コロナウイルス感染後にこうした症状が起こった人は、慢性疲労症候群の可能性が高いといえます。

14

多くの病気は冷えから。体を芯から温めると病気が逃げていく

慢性疲労症候群や微小血管狭心症、更年期の諸症状など、私の外来には、さまざまな医療機関を受診しても適切な診断がつかなかったり、効果的な治療が受けられなかったりして、行き場を失った人が多く来られます。

それらの治療をはじめ、冷えや抑うつ、不眠、筋肉痛や関節痛、腰痛、肩こり、術後の回復など、実にさまざまな症状の治療に取り入れられ、効果をあげているのが、「和温療法」です。これは、低温の乾式サウナで全身を気持ちよく温めることで不調を改善していく温熱療法で、元・鹿児島大学大学院・循環器呼吸器代謝内科教授の鄭忠和医師によって心不全や閉塞性動脈硬化の治療法として開発された、エビデンスの確立された治療法です。

極めて安全で副作用がなく、全身の血管機能を改善して血流を促し、全身の細胞に

必要な酸素や栄養を供給します。また、難治性の病気で運動ができない人が発汗し、リフレッシュする機会をもたらします。

この和温療法を基本に、患者さんごとに西洋医学の薬物療法や漢方などの東洋医学を取り入れながら、幅広い視点で治療に当たったところ、多くの患者さんで症状が軽快したり、不調が改善したりする効果が見られました。

和温療法の具体的な方法は、次のとおりです。

① 40〜60度の個室の乾式サウナで全身を15分間温める。
② 深部体温を0・5〜1度上昇させたあと、サウナ器内で温めたふとんにくるまり、リクライニング・ベッドで30分間安静にする。
③ 発汗に見合う水分を補給する。

体質を根本改善する効果が期待できますから、和温療法を基本に、薬物療法などを組み合わせることで治療効果を高め、健康回復が期待できます。

なお、当院で和温療法の入院治療をしている患者さんは、1日2回の和温療法を続け、3か月程度で劇的な改善効果が得られています。ちなみに、和温療法は海外でも「WAON therapy《ワオンセラピー》」として広く認知されている治療法です。

15

15分入浴で心地よく体を温める〝温活〟のススメ

当院の和温療法は治療専用に作られた治療器具ですが、特別な設備がなくても、生活に簡単に和温療法のエッセンスを取り入れることができます。

免疫力が活発に働き、心身ともに健康であるための体温は、36・5度以上とされており、平熱がこれよりも低くなると、さまざまな病気を引き起こすおそれがあります。がん細胞は35度以下になると増殖するともいわれており、ふだんから体を冷やさない生活習慣を意識することが大切です。

ポイントは、中程度の温度でじんわりと体を温めるよう心がけること。高温で急激に体を温めるのではなく、それほど高くない温度で体をじわじわとやさしく温め、心地よく発汗を促すのがコツ。全身の血管機能を改善したり、血液循環を促したりする「温活」を日常に取り入れましょう。

すぐに簡単に実践できるのが、毎日の入浴です。シャワーだけですませるのではなく、湯舟にゆっくりつかるようにするだけでも温活になります。40度程度の少しぬるめのお湯がいいでしょう。肩までしっかり湯舟につかると、体温が1～2度上昇し、新陳代謝が活発になり、血管拡張作用によって血行が促進されます。

これにより、自律神経のうちの副交感神経が優位になり、リラックス効果をもたらします。

私自身、朝晩1日2回の入浴を習慣にしています。必ず15分程度しっかり湯舟につかり、体を温めています。とくに朝の入浴は、温めることで硬くこわばった体がやわらかくほぐされ、関節の動きもよくなるため、欠かせない習慣になっています。

また、昨今人気のサウナを活用するのもいいでしょう。温熱刺激によって血液循環がよくなり、発汗作用によって体内の老廃物が排出され、新陳代謝を促進します。

ただし、80～100度の高温のサウナと水風呂の交代浴は、体への負担が少なくなく、血圧が急激に高くなることもあるため、40～60度前後の低温タイプのサウナがおすすめです。そのほか、遠赤外線などの温熱効果が得られる岩盤浴も、低温でじっくり体を温めるという観点からおすすめです。

16 体温を上げると免疫力が高まり、不調も改善

冷えは万病の元ですから、冷え対策は抜かりなくしたいもの。女性に冷え症が多い原因として、まず、体内での熱の産生量が少ないことがあげられます。熱の産生量にはもともと個人差があるものの、食事量が少なかったり、胃腸障害などで消化吸収に問題があったりすると、熱産生は低くなってしまいます。

また、熱を産生するのは筋肉ですから、筋肉量が少ないほど熱産生も低く、その分、冷えを感じやすくなります。つまり、冷えが女性特有のおもな不調なのは、男性にくらべて筋肉の量が少ないこともひとつの理由です。

血流の悪さ（血行不良）も体が冷える大きな原因です。熱を全身に運ぶのは血液です。血流が悪いということは、体内で産生した熱をうまく全身に分配できないということ。

血行不良の原因はいろいろですが、女性の場合、ホルモンの変動による自律神経の乱

れが大きな要因です。

また、若いころには冷えなど感じたことがなかった人が、更年期になって突然冷えを訴えるようになることがありますが、それがまさにその要因によるものなのです。

ところで、「自覚はないけれど実は冷え症」という人が少なくありません。中には、本人は手足のほてりを訴えていても、よくよく聞いてみると冷えの症状が出ているということもあります。いわゆる〝隠れ冷え症〟と呼ばれるケースで、冷えを放置していたために冷えていることに鈍感になり、対策がおろそかになって症状が進んでしまった状態です。

冷えに伴う症状や、冷えが原因で起こる症状はさまざまです。

冷えによって全身に熱が行きわたらなくなると、血行が悪くなって体内の老廃物を運ぶリンパ液の流れも悪くなります。

すると、体液がスムーズに流れなくなり、むくみが生じてしまうのです。

また、肩周辺の血流が悪くなれば肩こりを招き、毛細血管の血流が不足すれば乾燥肌を引き起こすでしょう。血流不足によって肩や首がこれば、その周辺の神経が緊張して頭痛を引き起こすこともあります。

さらに、関節痛、疲労感、めまい、頻尿、腹痛、下痢、便秘、食欲不振、月経痛、月経不順なども、冷えが原因で起こることがあります。花粉症、アトピー性皮膚炎、慢性関節リウマチ、ぜんそくなども、冷えと関係があるとされています。

このように、冷えはさまざまな不調の原因となり、更年期以降は体温調節を担う自律神経の変調によって、さらに冷えを生じやすくなってしまいます。

冷えが原因で更年期症状を悪化させることもありますから、とくに40歳以降の女性は、体を絶対に冷やしてはいけないのです。

つまり、体の冷えを取り、温めるよう心がけるだけで、さまざまな体の不調が改善されていくということ。現在、特段不調を感じていない人なら、そのまま健康を維持していくことができるでしょう。

温活によって平熱が1度高くなれば、免疫力は5〜6倍になり、基礎代謝は10〜13%アップするともいわれています。この結果が不調の改善や健康増進につながっていくというわけです。

17 朝の白湯で内臓が目覚める！体が内側から温まる

入浴のほか、日常生活の中で体を冷やさない習慣としておすすめなのが、朝、コップ1杯の白湯を飲むことです。

昨今、白湯を飲むことのさまざまな健康効果が注目されています。

寝起きに白湯を飲むと、内臓が温められ、血流を促すため、血液循環がよくなり、手足の冷えを改善します。また、睡眠中に失った体内の水分を補い、内臓が刺激されて腸の働きが活発になりますから、消化力が高まって便通が改善する効果が期待できます。

さらに、白湯を飲むことで利尿効果が高まり、体内の老廃物や余分な水分が排出されやすくなり、代謝を促しむくみにくくなるでしょう。

白湯の作り方は次のとおりです。

① 水をやかんなどに入れ、強火で10～15分しっかり沸騰させる。
② 火を止め、50～60度くらいの飲める温度まで冷ます。
③ コップ（200～300㎖程度）に移し、少しずつ飲む。

一気に飲むのではなく、こまめにちびちび飲むようにすると、吸収されやすくなります。

また、体内の水分不足は、熱中症、脳梗塞、心筋梗塞など、さまざまな健康障害のリスクとなります。就寝前、起床時、運動や外出時、その前後、入浴の前後などには、のどの渇きを覚えていなくても、こまめな水分補給を心がけたいですね。

そのときも、冷たい水でなく常温の水にするなど、年間を通して冷たい飲み物は避けるのがおすすめです。

1日に摂取する水分量は、料理に使う水分も含め、2～2・5ℓが目安で、このうち飲み物からの水分補給は1・2ℓ程度が適切とされています。

水分を過剰に摂取し過ぎることも、腎臓の負担になったり、電解質のバランスがくずれたりして不調の原因となることがありますので、水分摂取は適量を心がけましょう。

18 熱産生を促し、冷えに強くなる食べ方のコツ

食材には体を温める食べ物（＝陽性食材）と、体を冷やす食材（＝陰性食材）とがあり、マクロビオティックという食事法で使われる概念をベースとしています。体を冷やさないため、私も参考程度に取り入れています。

目安として、寒い北の地方でとれた食材や料理は、体を温めるものが多く、気温の高い南の地方でとれた食材や暑い国の料理は、体を冷やすものが多いとされています。

体を温める食材としてよく知られているのは、ショウガ、ニンニク、ネギ、ニラなどの薬味類、トウガラシ、コショウ、山椒といったスパイス類があげられます。料理の隠し味に使うほか、汁物に加えたり、麺類に添えたりして意識的に取り入れてみましょう。野菜ではにんじんやれんこん、ごぼうなどの根菜類が温め効果が高く、キュウリやトマト、ナスなどの夏野菜は体を冷やします。

発酵食品もまた、体を温める食べ物です。味噌、しょうゆ、酢、納豆、漬物、甘酒、豆板醤などの発酵食品には、血行を促す作用があり、体を温める効果が期待できます。ビタミンやミネラル豊富な黒砂糖にも体を温める効果があるといわれています。

また、暑い夏に冷たい麦茶やビールなどをがぶ飲みすると、全身を冷やします。一年中、なるべく温かい飲み物を飲むようにし、冷蔵保存している牛乳などは、飲む前に冷蔵庫から出して常温に戻してから飲むなど、ちょっとした心がけを。

なお、温かい飲み物であっても、カフェインが多く含まれ、利尿作用のあるコーヒーや緑茶は、体を冷やす作用があるのでなるべく避け、茶葉を発酵させる紅茶やウーロン茶、カフェインの少ない番茶やノンカフェインのルイボスティーを選ぶと、体を冷やしません。

陰陽食材の見分け方の目安として、赤や黄色、オレンジや黒など暖色系や濃い色の食材には体を温める作用があり、白や青などの寒色系の食材には体を冷やす傾向があるとされていますから、参考にするといいでしょう。

とはいえ、食生活はバランスが何より大事ですから、自然に体が欲するものをなるべく温かくしてとることが大切。冷えと無縁の体とは、体内でちゃんと熱を作り出せる体のこと。冷え知らずの体質になるためには、栄養バランスが整った食事をとることが何よりのポイントです。

また、体内で熱を産生するのは筋肉です。たくさんの熱を生み出して冷えない体になるためには、きちんと筋肉をつける必要がありますから、肉や魚、卵や乳製品をバランスよくとり、たんぱく質不足に陥らないように注意しましょう。

体を温め、栄養バランスの整った食事としておすすめなのが、鍋物を活用することです。冬は根菜類多めの味噌味にしたり、夏は夏野菜を使ってさっぱり味にしたり、食材や味付けを変えて飽きない工夫も簡単にできるでしょう。

鍋にすれば、肉や魚などの動物性たんぱく質や、豆腐などの大豆製品、骨粗しょう症対策にぴったりのビタミンD豊富なきのこが簡単に摂取できます。

やわらかいものや飲み込みやすいものばかり食べていると、飲み込む力が弱くなり、栄養が偏って食べる楽しみがへってしまいますから、適度に歯ごたえのある肉や魚、野菜をきちんとかんで食べることも心がけましょう。

鍋のほか、食材をコトコト煮込んだスープもおすすめ。私は、野菜たっぷりのスープを6年間毎日飲んでいます（→P．160）。

19

冷えの入り口、「3首」を温めて冷え知らず

私たちの体には首、手首、足首の3つの首があります。冷え対策としての服装を考える場合、この「3首」を防寒することがポイントになります。

なぜなら、3首は、いずれにも血流の多い動脈が皮膚の近くを通っていて、皮膚も薄いため、外気の影響を受けやすいから。冷たい外気によって、3首で血液が冷やされてしまうと、全身に冷えが広がってしまうことになるのです。

洋服の構造も3首が防寒のポイントになる理由です。首、手首、足首に対応するのは、襟、袖、（ズボンなどの）裾ですが、冬場は、この隙間から冷気が入り込み、冷えが全身へと広がります。冷えの入り口である3首で寒気をシャットアウトすることが大切です。

首は、マフラー、ネックウォーマー、ハイネックのトップスを着るなどして防寒し

ましょう。首が冷えると、血行が悪くなり、肩こりや頭痛を招きます。首を温めると同時に、ストレッチを行って血流の促進に努めましょう。冬はお風呂上がりにネックウォーマーを使用して湯冷めを防ぐのもおすすめです。

手先が冷たい人は、手首を意識して温めましょう。冬の外出時には、手首まで覆える手袋やアームウォーマーを使うなどの工夫を。また、手首から手全体のオイルマッサージも冷え対策として有効です。

足首は3首の中でももっとも地面に近い首。寒い季節になったら、絶対に足首は外気にさらさず、丈の長い靴下で足首をしっかり温かく保ちましょう。靴下やレッグウォーマー、かかとまでをすっぽり覆う素材の靴やルームシューズでしっかり防寒することが大切です。

脚は、下半身にたまった血液を重力に逆らって心臓まで戻す役目を担っています。冷えることで血行が悪くなると、リンパ液が滞って足のむくみの原因にもなってしまいますから、冷えの入り口である足首をしっかり防寒し、冷えが入り込むのを食い止めましょう。

20 冷え取りグッズの活用で賢く温活

衣服は、上は薄着を心がけ、下はしっかりと保温するのが基本です。

また、下着や靴下など、身につけるものの工夫一つで体を冷えから守ることができます。冷え対策としてさまざまなグッズが出回っていますので、活用するといいでしょう。

たとえば、私自身、ひどい冷えに悩まされていた更年期、トルマリンシート（遠赤外線効果がある特殊繊維）やトルマリン製品（腹巻・下着）などを愛用していました。薄着は体を冷やしますから、こうした特別な下着を1枚プラスするだけでも体を温めます。

また、身につけるものは、できるだけ天然素材のものを選びましょう。

シルク、コットン、リネン、ウールといった天然素材100％の繊維は、肌触りがよく、身につけたときに心地よく、ストレスがかかりません。

シルクは体の老廃物を外に排出するという効果もあるといわれており、直接肌に触れるインナーだけでも、天然素材のものを選んでみるのもリラックス効果が高まり、血流アップにも役立ちます。

最近では、オーガニックコットンからできたベロアやフェイクファー、竹を原料に作られた再生繊維なども出回っていて、天然素材＋ふわふわ感は肌に触れてやさしく、冷え対策になるばかりか、癒し効果も得られます。

靴下を数枚重ねばきすると、血行を促し、冷え取りに役立ちます。重ねばきするときは、薄手で吸湿性にすぐれた素材のものを選ぶようにしましょう。

最初にはく靴下はシルクやコットンにし、その上に保温性の高いウールなどを重ねばきすると、足元から心地よくじんわり温まります。

ただ、いくら厚着で温かくしても、体を締めつける服装や下着は逆効果ということも忘れずに。血管や内臓などを圧迫することで血行が滞り、その結果、冷えを促進させてしまいます。

そもそも、体を締め付ける服装は、心身のストレスになり、ストレスは自律神経の乱れを招きます。

冷えをはじめとする女性の不調は、自律神経の乱れが原因である場合も少なくありません。

タイトなデザイン、窮屈なサイズ、ブラジャーやガードルなどの補正下着は避け、体をゆったりと包み込む服装を心がけるといいでしょう。ストレスなく、心地よくリラックスできることがポイントです。

そのほか、ふだんから体温調整のしやすい服装にすることも大事です。

しっかり着込んだのはいいけれど、暖房が効いた空間にいると、暑すぎて汗をかくことはないでしょうか。汗をかくと体が冷えるのは、汗が蒸発するとき、体の熱も奪われてしまうからです。

また、冷房が効き過ぎた場所にノースリーブや薄着でいたり、素足にサンダルをはいていたりすると、体の冷えを助長させてしまいます。

気温に適していない服装は、自律神経を乱し、さまざまな不調を引き起こしますから、脱ぎ着が簡単にできて体温調節のしやすい服装を心がけましょう。

カーディガンやストール、レッグウォーマー、ひざかけなども、体温調整のアイテムとして役立ちます。

Chapter 3

更年期からが女性の人生の本番!

21

集中力と思考力の大幅なダウンに苦しんだ10年間

私が長く激烈な更年期の不調で苦しんだことは、前述のとおりです。

尋常ではないほどの肌荒れや発汗、全身のしびれ、極度の冷え、関節の痛み、重度の疲労感が何年も続きました。冬のコートすら重すぎて着られず、寒い冬に薄手の春物のコートを着て、内側に使い捨てカイロを何枚も貼り付けていたほどでした。

体調不良はもちろん、とくに堪えたのが、記憶力や集中力の大幅な低下です。

もともと記憶力には自信があり、仕事の予定や患者さんの名前や顔、病状などの情報は瞬時に覚えてすべて頭の中に入っているような、手帳いらずの私だったのです。

ところが53歳のとき、3人の方と同じ日の同じ時間帯に約束を入れるトリプルブッキングをしてしまい、そのことをすっかり忘れていたのです。

さらにその翌年には、1年後に開催される予定の日本医学会総会に、開催の前年に、新幹線に乗って名古屋まで行ってしまったこともありました。

「まさか私がこんな大失態を起こすとは」と落ち込み、すっかり自信をなくしてしまいました。頭にもやがかかったようなブレインフォグに悩まされ、集中力も思考力も低下し、50代はついに1本の論文も書けず、私にとってゼロの10年間でした。

不調を訴えて婦人科を受診し、更年期障害の専門医に相談しても、ほとんどが男性の医師だったため、つらさをまったく理解してもらえず、症状がよくなることはついにありませんでした。

それでも、なんとか体調をよくしたいと、神経内科や物療（水、熱、光、電気など物理的作用要素を用いた治療法の総称。温泉療法なども含む）内科、整形外科をわたり歩きましたが、検査上は異常なし。効きそうなものはすべて試したものの、症状は一向に改善されることはありませんでした。何を試しても効果は感じられず、唯一、お風呂に入って温まったときだけが、本当の自分に戻れたような気がしたものです。

こんなにつらくて苦しいのに、だれにも治せないなんて。絶望感でいっぱいになったこの体験が、置き去りにされてきた女性医療を解明し、前進させたいと強く思うようになった原点です。

22

更年期は女性の人生の大転換期

女性の健康はエストロゲンによって強力に守られており、エストロゲンが欠乏すると、女性の体に大きなダメージを与えます。エストロゲンのおもな働きをあらためておさらいしておきましょう。

エストロゲンのおもな働きは次のとおりです。

・美肌を保つ
・コレステロール値を適正に保つ
・脳機能を維持する
・自律神経を安定させる
・精神を安定させる
・血管や関節をしなやかに保つ

・動脈硬化を予防する
・骨をじょうぶに保つ
・代謝を促し肥満を防ぐ

エストロゲンの分泌量は、20～30代の半ばにピークを迎え、30代後半以降は徐々にへっていきます。40代後半から更年期には急激に減少し、閉経直前にはアップダウンをくり返しながらへっていき、閉経後は低い値で一定になります。月経が完全になくなり、卵巣機能がストップし、エストロゲンがほとんど出なくなるのが閉経です。

なお、昨今、閉経をはさんだ前後10年間について、国際的には更年期という言葉ではなく、「閉経移行期(または周閉経期)」と「閉経後」に分ける考え方が一般的になってきています。

エストロゲンが激減しはじめる更年期前半(閉経移行期)は、そのことに脳や体がついていけずに混乱し、さまざまな症状が比較的強く出ます。

そして、50歳前後の閉経後は、エストロゲンの分泌の急減からくる心身のさまざまな不調からは徐々に解放されていき、こうして更年期はいつかは終わります。

どんなにつらい症状に悩まされたとしても、必ず終わりは来るのです。

23

閉経後は エストロゲンの影響から 自由になる

女性の人生で卵巣が機能するのは10歳ごろから50歳ごろまでの約40年間。日本人女性の平均寿命は87・09歳ですから、閉経後、さらに約40年を、エストロゲンの恩恵なしで生きていくことになります。その意味でも、更年期はエストロゲンのない状態に体を慣らしていく大事な準備期間といえます。

卵巣は、左右の卵管の下にあり、細い靭帯で子宮につながっている臓器で、初潮を迎えるまではほとんど機能することはありません。

生まれたばかりのころ、卵巣の中には卵子の元（原始卵胞）が200万個あり、思春期になって初潮を迎えると、卵胞が発育して成熟卵胞になり、毎月1個の卵子が卵巣の内側の壁から弾けて外に飛び出します。これが排卵です。

排卵された卵子を卵管が受け止めて卵管内を通り、子宮へと到達し、卵管の途中で腟から入ってきた精子と出会えれば受精が成立し、受精卵となって着床し、妊娠へと至るのです。卵子は年齢とともに減少していき、思春期になると約20～30万個に、35歳ごろには約2万5000個になり、50歳前後の閉経時には1000個程度になってしまいます。

毎月の排卵の衝撃は、実は卵巣にとってダメージが大きく、加齢とともに卵巣機能の低下は水面下で進んでいきます。

また、加齢とともに卵子の質も低下し、30代半ばごろからは妊娠しにくい兆候が現れはじめます。35歳を過ぎると妊娠成立の可能性はぐんと下がりはじめ、40代以降になると妊娠そのものの成立が困難となります。

卵巣機能が低下し、エストロゲンの分泌がへると、月経が不順になって閉経を迎え、卵巣の機能は完全に終了します。

卵巣はその後、体の中で働くことなく、徐々にサイズが小さくなり、静かに存在する臓器に。これは加齢とともに起こる体の自然な現象なのです。

閉経後は、エストロゲンの影響から解放され、自分で自分の健康を守っていけるステージに移行したと前向きにとらえるといいでしょう。

24

自律神経を整えて
エストロゲンの変動をカバーする
セルフケア

更年期のさまざまな症状は、エストロゲンの欠乏だけでなく、自律神経の働きとも密接に関わっています。自律神経とは、全身に張り巡らされている末梢神経の一つで、意思とは無関係に血管や呼吸、内臓や体温調節などをコントロールする神経です。自律神経には交感神経と副交感神経があり、相反する働きをし、脳の視床下部でコントロールされています。視床下部は、自律神経のほかホルモン分泌や免疫という重要な機能をコントロールしています。

更年期になり、卵巣機能が低下してエストロゲンの分泌に支障が生じると、同じ視床下部に支配されている自律神経にも影響が及ぶため、さまざまな全身症状が現れるのです。

ホットフラッシュや冷え、動悸や息切れをはじめ、頭痛、不眠、めまいや耳鳴りのほか、物忘れやブレインフォグ、記憶力の低下、うつ状態、胃腸障害などが見られます。また、皮膚や粘膜の乾燥、嚥下《えんげ》障害（ものを飲み込みにくくなる症状）、尿もれや頻尿なども引き起こします。

さらに肩こりや腰痛、関節の痛みなど、多様な全身症状が一気に押し寄せます。

そこで、閉経前後からは、自律神経を整えることを心がけましょう。減少するエストロゲンの量を食い止めることは難しくても、自律神経を整えることで、エストロゲンの急減からくるダメージをゆるやかに保ち、ダメージをやわらげることが期待できます。

自律神経は、規則正しい生活習慣とバランスのとれた食事、適度な運動で整えられます。栄養と良質な睡眠、休息をきちんととり、体を温め、ストレスをため込まないようにすること。サプリメントや薬を飲むよりも、まず、このことを意識してみることで、さまざまな不調を未然に防ぐことができるはずです。

不規則な生活や無理をあらため、丁寧に自分の体と向き合い、セルフケアに努めましょう。健康的な生活を心がけることで自律神経が整い、エストロゲンのない日常へとソフトランディングすることができます。

25

骨量を
これ以上へらさない
食事と運動

閉経前後は骨量をへらさない心がけが大切です。

エストロゲンには新しく骨を作る骨芽細胞を活発にする働きがあり、エストロゲンの分泌量がへると骨量が減少し、骨密度も低下して骨がもろく、スカスカになる骨粗しょう症になりやすくなります。骨粗しょう症になると軽い転倒でも骨折のリスクが高くなり、将来的に寝たきりの原因になる恐れがありますから要注意です。

骨密度は自覚症状のないまま急激に低下します。更年期以降は1年に1度、正確な骨密度検査を受けると安心です。自治体が行っている骨粗しょう症検診を利用すると、手軽に骨密度が調べられます。一度低下した骨密度を回復させることは、ひじょうに困難です。食事や運動を取り入れて現状の骨量を保ち、それ以上へらさないようにすることが大切です。

食事で大事なのは、骨の材料となるカルシウムはもちろん、カルシウムの吸収を促進するビタミンD、ビタミンKも積極的にとりましょう。

カルシウムは牛乳や乳製品、小魚、干しエビ、小松菜、チンゲン菜、大豆製品などを中心に、1日650〜700mgを目標に。ビタミンDは牛乳や卵、チーズなどのほか、サケ、サンマ、ウナギ、カジキ、イサキ、しいたけ、キクラゲなどに多く含まれます。ビタミンKは納豆、ニラ、ブロッコリー、ほうれん草、小松菜などに豊富です。

また、ビタミンDは、日光を浴びることで体内でも作られます。運動と日光浴を兼ねて、毎日、30分から1時間程度、屋外での散歩がおすすめです。そのほか、軽いジョギングやなわとびなど、骨に負荷のかかる運動を習慣づけるのもいいでしょう。

骨粗しょう症対策の体操として、イスの背などに手を置いてまっすぐ立ち、リズミカルにかかとの上げ下げをして縦方向に骨に衝撃を与える「かかとの上げ下げ」が有効です。

日常生活の中に階段の上り下りを積極的に取り入れるなど、ひざや足首の関節に負担をかけ過ぎない運動を選ぶようにしましょう。

26

40代からはじめたい一生モノの運動習慣

私は現在、パーソナルトレーナーについて週2回、トレーニングを続けています。75歳からはじめて6年目になりました（↓P．150）。とても体調がよく、つくづく「もっと早くはじめておけばよかった」と思うほどです。

とにかく、健康のためには1に運動、2に運動と痛感しています。運動を習慣づけると血流がよくなり、心肺機能を高めるほか、体脂肪をへらして筋力を向上させ、高血圧や糖尿病など生活習慣病予防にも役立ちます。フレイル（年齢とともに筋力や心身の活力が低下した虚弱な状態）や認知症を防ぐなど、運動によるメリットは計り知れません。運動をすると肉体的に適度に疲労するため、よく眠れるようになります。血行を促し、疲労や肩こりを解消し、代謝を促して肌にもいい影響が出るほか、腸の動きが活発になって便通も整ってくるでしょう。

また、筋肉や骨、関節などの障害によって移動機能が低下する状態を「ロコモティブシンドローム」といい、太ももの大きい筋肉や姿勢を維持するインナーマッスルが弱ると、将来、自分の足で歩くことが難しくなります。自分の足で歩けなくなると、介護が必要になって生活の質が著しく低下しますから、じっとしている時間を意識してへらし、ふだんからこまめに動く習慣をつけましょう。家の中をちょこちょこ歩き回ったり、座りっぱなしでテレビを見続ける時間をへらしたりすることも大切です。

筋肉量は40代半ばごろから1年に1％の割合で減少しはじめるといわれています。年齢とともにどんどんその速度は早まりますから、太ももやお尻などの下半身の大きい筋肉を鍛えるスクワットなどの筋トレを取り入れ、日常的に刺激するといいでしょう。運動をはじめるのに遅すぎることはありませんが、ぜひ40代のうちに、一生続けられる運動をはじめるといいでしょう。

手軽なヨガやウォーキング、軽いジョギングや水泳など、どんな運動でもいいですから、まずは1日10分、週1回の運動からはじめ、徐々に時間と回数をふやし、継続してみてください。

ウォーキングなら1日6000歩を目安にするのがおすすめです。

27

50歳の誕生日にがんのフル検診を受けて全身チェック

閉経後は、高血圧、糖尿病、脂質異常症、動脈硬化による心筋梗塞、狭心症、脳梗塞など、それまではほとんど無縁だった生活習慣病のほか、がんのリスクも上がりますから、早期発見に努めましょう。

女性特有のがん・子宮がんには子宮頸がんと子宮体がんがあります。更年期以降とくに注意したいのは子宮体がんです。およそ80％が閉経後に発症するとされ、50～60代で急増します。

乳がんもまた、女性のがんの中ではもっとも多く、女性の9人に1人に見られる身近ながんです。40代後半と60代前半が発症のピークとされていますが、20～30代前半、あるいは70代以降でもかかりますから、どの年代でも注意すべき病気です。

また、大腸がんは女性の死亡原因の第一位のがんで、50代から急増します。慢性的な便秘や排便の変化にはふだんから注意することが大切です。

発見しにくく悪化しやすい、厄介ながんが、卵巣がんです。

発症のピークは50代で、多くは閉経後に発症するのが特徴です。これは、排卵時に卵巣表面にできる傷が関係するとされ、排卵回数が多い人ほどリスクが高まると考えられます。

つまり、妊娠・出産経験がない人は、ある人よりも排卵回数が多いことになり、そのぶんハイリスクということです。

がん検診は人間ドックなどで定期的に受けるのがベストですが、おすすめしているのは、50歳の誕生日に、がんをターゲットとしたフル検診で全身をくまなくチェックすること。信頼できる医療機関で受けるといいでしょう。

私は75歳のとき、国立がん研究センター中央病院検診センターのPET-CT検査（Positron Emission Tomography）を含むがん総合検診を受け、私の娘たちもそれぞれ50歳の誕生日に受けました。

PET-CT検査は、全身をスクリーニングしてがんの有無や広がり、ほかの臓器への転移がないかを調べるほか、治療中の効果を判定したり、治療後の再発がないかを確認したりするなど、さまざまな目的で活用される精密検査です。

ただし、ブドウ糖の取り込みの少ない早期がんは判別が難しいともいわれています。

PET画像にCT画像を組み合わせることで、精度が高まります。

PET-CT検査が得意ながんは、小さながん、肺がんや頭頸部がん、乳がん、すい臓がんや大腸がん、子宮がん、卵巣がんなどです。費用は医療機関によって異なりますが、国立がん研究センターの場合、25万円程度です。

一度受けて異常がなければ、次の検査は5年後くらいでしょうか。5年ごとにがんの兆しをチェックしておけば、早期のがんを見落とすこともなく、より安心です。

今や2人に1人ががんになる時代、PET-CT検査は健康保険の適用外ではありますが、一度でほぼ全身の撮影ができるという大きなメリットがあります。

また、MRIなどのほかの検査と異なり、活発に活動しているがん細胞の状態を調べることができ、小さながんの発見や、がんの転移や再発の発見に役立ちます。

女性が受けてもほとんど意味のない「メタボ健診」などを受けるより、がんをターゲットとした精密検査を受けたほうがより有益といえます。

人生100年に備えるため、今できることをやっておきましょう。

28 尿もれ、性交痛、性器脱の下半身トラブルは積極的に治療する時代

閉経前後は、下半身のトラブルにも悩まされがちです。

頻尿や尿もれ、膣の萎縮や乾燥による性交痛、臓器脱などに見舞われやすくなってきます。これらは、GSM（閉経関連尿路生殖器症候群）と呼ばれており、エストロゲンの減少による筋肉や皮下組織の衰えのほか、出産時に生じた骨盤底の損傷がおもな原因です。また、遺伝的な体質との関連性も指摘されています。

骨盤底とは、胴体のいちばん底にあり、筋肉、靭帯、皮下組織、神経などで構成されている臓器を支える部分の総称です。

エストロゲンの減少によって筋肉が衰えたりすることで、この骨盤底は萎縮したり、ゆるんだりすることがあります。難産や多産、排便時の過度のいきみ、多すぎる内臓脂肪などもその原因になります。

尿もれや頻尿などの尿トラブルも骨盤底のゆるみが原因です。

尿もれには、尿道口が弱っているため、セキやくしゃみなど腹部に圧力がかかった際、尿道口が開いてしまい、つい尿がもれてしまう「腹圧性尿失禁」と、膀胱に尿がたまっていないのに、突然、激しい尿意を覚えてトイレが間に合わない「緊迫性尿失禁」があります。

後者は、過活動膀胱（膀胱が過剰に収縮する状態）になっており、多くは、頻尿を伴うのが特徴です。更年期以降で尿もれに悩む人は、両者の混合タイプがほとんどです。

また、膣の内側もエストロゲンによって潤っていますが、閉経後は膣の内壁が乾燥しやすくなり、ヒリヒリ感やかゆみ、出血、排尿時に尿がしみる、性交痛などの症状を訴える人がふえてきます。放置すると細菌性膣炎などを引き起こすため、早めに対処することが大切です。

骨盤底が萎縮したり、ゆるんだりすると、膀胱、子宮、直腸といった骨盤内の臓器が下がってきて、膣口から飛び出てくることがあります。この症状は「骨盤臓器脱」と呼ばれ、膀胱脱、直腸脱、子宮脱の順で頻度が高く、一度に複数の臓器が落ちてくるケースも珍しくありません。

閉経前後に急増する以上のトラブルは、昨今では積極的に治療できるようになりました。

性交痛などは、婦人科で膣まわりを保湿するジェルや潤滑ゼリー、エストロゲンを補充する膣剤や内服薬などを処方してもらえます。

頻尿や尿もれなどは、泌尿器科で膀胱の収縮や拡張をコントロールしたりする治療薬が処方されたり、骨盤底筋トレーニングなどを指導してもらえます。

また、婦人科と泌尿器科を横断的に治療する取り組みも進み、女性に特化して治療する「女性泌尿器科（ウロギネ外来）」という診療科のある医療機関も出てきています。

女性が人知れず悩んできたトラブルも、治療ができる時代になってきたのです。

これまで下半身のケアをしてきていなかった人も、閉経後はふだんからセルフチェックする習慣をつけるようにすると、トラブルが未然に防げます。

入浴後などに、自分の指を使って膣まわりの乾燥や萎縮をチェックしたり、膣周辺を保湿したりすることを心がけることをおすすめします。

29

3人の子どもを抱え、究極の男性社会・東大病院で孤軍奮闘

私は28歳と30歳、37歳のとき、娘を出産しています。

女性が子育てをしながら働くことは、男性中心の日本社会ではとても難しく、とくに究極の男性社会ともいえる医学界においては、さらに容易ではありませんでした。

ここで、私の医師としてのキャリアについて触れておきます。

私は産後間もない31歳のとき、東京大学医学部附属病院第二内科（現在の循環器内科）に入局し、無給の医局員として働きはじめました。長女は2歳、次女は1歳でした。夫は激務の脳外科医で、サポートを頼むことすら期待できない状況でした。幼い娘たちを育てながら仕事をすることに周りの理解を得ることは、当時はまだ早すぎる時代でした。入局当時、勤務時間は9時から18時を想定していましたが、実際には休日を含めて研究や業務に追われる日々。無給でしたから、週に1日半、人工透析のクリニッ

クのアルバイトで何とか収入を得ており、それを全額家政婦さんへの支払いにあてていました。幸い、信頼できる家政婦さんに恵まれましたが、仕事のため、娘たちの保護者会や参観日、運動会に行くことはできませんでした。

第二内科では、研修医の指導やエコーなど検査の読影、研究などのほか、週1〜2回の外来診療を担当し、患者さんの立場を第一に診療に携わっていました。医局内では女性の医師がそもそも少なく、組織内で女性が不当に低い地位に据え置かれるガラスの天井を感じたことも多かったです。

41歳で東大第二内科助手に、そして43歳のときに東京大学保健センターの助手となり、学生の体調管理や健康診断に携わるようになりました。何万人もの学生を相手に健康診断をするため、時間に追われる毎日でしたが、充実した日々で、直属の上司で、日本心臓病学会創設者の坂本二哉先生のもとで心音図・心エコー図の読み方をはじめ、さまざまなことを学びました。そして、同センターの助教授候補として推されるチャンスに恵まれたのです。

しかし、「女性の助教授は他大学に教授として出しにくい」という、今では理解不能な男性中心主義からくる理由により、結局昇進は叶いませんでした。

30 体調不良で東大を去り、新天地で地道に研究を続ける

その間も女性特有の「微小血管狭心症」の研究を続けていましたが、周囲の関心を得られず、子宮と卵巣を全摘した50歳のころは体調不良で論文が1本も書けませんでした。「東大にいてもしょうがないかな」という思いもあり、51歳のとき、東京水産大学（現・東京海洋大学）保健管理センターの教授に就任。性差医療の研究を掘り下げ、打ち込める環境のもと、多くの勉強会や委員会に出席し、さまざまな知己を得ることができました。56歳のとき、日本心臓病学会のシンポジウムで「女性における虚血性心疾患」をテーマに登壇し、性差医療の概念を紹介。長年の研究が認められました。

これを契機に性差医療を広く普及させたいという思いが一層強くなり、「女性外来」の立ち上げを目指して奔走。そのころ元千葉県知事の堂本暁子氏とも知り合って意気投合。女性外来を広めようというムーブメントが全国的に広まりました。

31 59歳、霧が晴れるように更年期が明けた！

2001年、鄭忠和教授の協力を得て鹿児島大学医学部附属病院に日本初の女性外来が開設されました。

そして60歳を目前にした59歳の9月のある日のことです。

心身ともにうつうつとした更年期は、ある日突然終わりを迎えました。

「あら？　今日はずいぶん体がラクだわ。そうか、ついに終わったんだ！」

長きにわたって苦しみ続けた体調不良が、スッキリと消失していたのです。

気がつくと、それまでの不調がうそのように心身が軽くラクになっていたのです。

更年期の終わりを実感したと同時に、霧が晴れるように頭もクリアになって意欲がみなぎり、「私の人生、さあ、これから！」。そんな実感がありました。

よくなりたい一心でありとあらゆる治療法を探し求め、さまよい続けたあの熾烈な日々。更年期治療の領域を担っているのは、ほとんどが男性医師たちでした。

　多種多様で個人差の大きい更年期治療において、やはり男性医師たちはどこか他人事としてとらえているように感じられました。

　もちろん、熱心な男性医師もいることは承知していますが、実際に苦しみを体験し、自分自身の課題として取り組む姿勢がなければ、なかなか治療効果に結び付けることは難しいのではないかというのが、私の実感です。

「更年期のつらさを身をもって体験したからこそ、女性の医療のためにできることがあるのではないか。自分自身の体を実験台にして、加齢とともに体にどんなことが起こるのかを解明し、世の中に伝えていくこと。それが私の役割ではないか」

　そう思い至り、私の人生の第2ステージがはじまることになったのです。

32 60代で心身の健康を取り戻し、人生の第2ステージへ

50代の暗いトンネルを抜けたあと、60歳一歩手前で心身の健康を取り戻した私の60代は絶好調でした。60歳といえば還暦です。「老人の仲間入りをした気がして複雑な心境」などという人もいますが、私には無縁の感情でした。

もともと年齢を意識した生き方はしていませんでしたし、更年期障害のつらさから解放され、落ち着いていろいろなことに取り組めるようになりました。

思うように安定して結果が出せるようになり、毎日がバラ色。老いを感じるどころか、若返ったようで、気力も体力もみなぎっていました。

2002年の9月には、千葉県知事の堂本氏のお声がけで千葉県立東金病院の副院長に就任。公立病院では初となる女性外来を立ち上げ、診療に携わることになりました。

創設した女性外来は好評で、全国からたくさんの患者さんが押し寄せました。問い合わせや予約の電話も鳴り止まず、大忙しでしたが、それだけ多くの女性に信頼を寄せられ、期待されているということ。性差医療の将来に確かな手応えを感じ、とても充実した日々でした。

東金病院は、循環器、内分泌、心理士、研修医で構成された内科が主体で運営されていました。

問診に重きをおき、心身の悩みにも寄り添う診療を心がけていました。

当時、私は東京から千葉まで、毎日往復6時間かけて通勤していましたが、まったく疲れを感じることはありませんでした。

精神的に従実しており、張り合いのあるまさにバラ色の毎日が、私を元気にしてくれたのだと思います。

ホルモンバランスのくずれからくる女性特有の症状に幅広く対応する診療科として女性外来は注目を集め、２００６年まで雨後の筍のように女性外来が全国へと広まることになったのです。こうした女性外来の設立ラッシュがあり、更年期外来や乳腺外来など、女性の体を女性医師が専門に診ることは今や一般的になりました。

とはいえ、なお女性医療は立ち遅れており、更年期以降、老齢期の女性の医療はわかっていないことも多く、いわば未開の地です。

私が今思うのは、だれもが自分の身に起こったことを自分ごととしてとらえ、なぜこうなったのか、原因を探り、その対策を自ら考えることの大切さです。

自分の体や生活習慣は、自分がいちばんよく知っています。食事や睡眠、運動、疲れやすさなどの特徴もわかっているはずですから、血圧や血糖値、体重などの変化が起こったら、なぜそうなったのか、自分の生活や行動を振り返り、確かめましょう。

後半の人生をよりよいものにできるかどうかは、自分次第。更年期こそ、自分が自分の主治医となる絶好のタイミングといえます。

更年期からが女性の人生の本番、エストロゲンというディフェンスがなくなり、さまざまな病気のリスクが高くなるこの年代に差しかかったら、生活と環境を整え、これまで以上にセルフケアに努めたいもの。体を温め、冷やさないようにする生活習慣も大切です。

症状がひどいときは、無理をしないで休養を取り、婦人科や女性外来を受診して適切な治療を受けましょう。

33 多様な症状をやわらげる漢方の三大処方

私は、更年期症状に対し、HRT（ホルモン補充療法）に加え、漢方を多用し、治療に当たっています。

更年期からくるイライラやうつ状態、倦怠感、頭痛や不眠など、幅広い不定愁訴やメンタルの不調には、漢方が効果を発揮します。

漢方薬は、生薬という自然由来の薬効成分が複数配合されており、体におだやかに作用し、多岐にわたる更年期症状に効くのです。

エストロゲンが減少する更年期は、気血水のバランスがくずれやすく、とくに気と血が不足したり、滞ったりします。

さらに、漢方では、生命力や若々しさ、生殖能力を司り、体内の余分なものを排泄する器官を「腎《じん》」といいますが、更年期ではこの腎の働きも低下するため、さまざまな不調に見舞われるのです。

治療に際し、「証」を細かく見極め、その人の体質に合った漢方薬を処方します。

更年期症状全般に使われる一般的な漢方薬は、三大処方と呼ばれ、体質によって使い分けます。

「実証」の人に処方されることが多いのは、桂枝茯苓丸《けいしぶくりょうがん》です。上半身ののぼせと下半身の冷え、肩こり、めまいなどのほか、無気力や眠りが浅いなど、血の滞りからくる症状を改善します。

「虚証」の人には、当帰芍薬散《とうきしゃくやくさん》がおすすめです。めまいや手足の冷え、肩こり、脱力感があり、疲れやすい人の症状を緩和します。気血が不足し、水の滞りからくる症状に有効です。

「中間証」の人には、加味逍遙散《かみしょうようさん》が適しています。更年期の症状全般によく効くといわれ、とくにメンタルの症状に効果を発揮します。

加味逍遙散は、気が逆流して神経質になり、イライラしやすい、クヨクヨしやすい、動悸がするなどの症状を改善し、精神安定効果をもたらします。

34

興奮やイライラを鎮めたいときはピンポイントで効くこの薬！

三大処方のほかにも、更年期症状の緩和にはさまざまな漢方薬が用いられます。心身の不調にきめ細かく着目し、症状別に漢方薬を選び、効果を試しながらその人に合う漢方薬を選んでいきます。漢方薬は、体質改善を目的としていることから、効果が表れるのが比較的ゆっくりなものも多くありますが、特定の症状に対し、驚くほどの効果を発揮するものもあります。

たとえば、突然怒りがこみ上げてきてコントロールが利かないようなときや、神経過敏で落ち着かないとき、気持ちを鎮め、安定させる漢方薬として私がよく処方するのが、抑肝散《よくかんさん》です。興奮性の強いイライラを鎮めるのに役立ちます。

このほか、柴胡加竜骨牡蠣湯《さいこかりゅうこつぼれいとう》や加味帰脾湯《かみきひとう》なども精神安定効果があります。また、梅核気《ばいかくき》（のどに梅の実が詰まった感じ）を訴える軽いうつの患者さんには、半夏厚朴湯《はんげこうぼくとう》が有効です。

また、更年期に悩まされがちな頭痛に有効なのが、呉茱萸湯《ごしゅゆとう》です。

これは、片頭痛でも緊張型頭痛でも、種類を問わず頭痛全般に効くので重宝しています。長年の激しい頭痛から解放され、頭痛のコントロールがしやすくなったという患者さんの声もよく聞かれます。

不眠に有効な漢方薬としては、酸棗仁湯《さんそうにんとう》をすすめられます。

体は疲れていても頭が冴えて眠れないときに使うと、翌日に眠気を引きずることがないため、患者さんから喜ばれます。

なお、ふだんの生活で冷え取りを心がけていても、長年の蓄積された冷えがなかなか改善しない場合、漢方薬を用いるのも有効です。冷えに有効な漢方薬としては、次のようなものがあります。

冷えに頭痛や腹痛を伴う場合は当帰四逆加呉茱萸生姜湯《とうきしぎゃくかごしゅゆしょうきょうとう》を、いつも横になっていたいほどの激しい疲労感を伴う場合は補中益気湯《ほちゅうえっきとう》をすすめられます。頭痛や関節痛があり、夏の冷房で悪化する場合は五積散《ごしゃくさん》を、全身が冷えて下痢をしやすい場合は真武湯《しんぶとう》をすすめられます。

35

気血水のバランスを保って病気を未然に防ぐ

漢方では、体を構成する3つの基本物質、「気血水」が過不足なく、バランスがとれ、滞りなく流れている状態を健康としています。つまり、いかにこのバランスを正常に保ち続けられるかが、健康長寿のカギといえます。

西洋医学では、検査の数値や画像をもとに診断しますが、漢方では脈診や腹診、舌診、問診のほか、顔色や全身の様子を観察したり、声を聞いたりするなど、感覚で得た情報によって診断します。

左ページの表は、女性に生じやすい「気血水」の変調のサインとおもな症状です。これを参考に、ふだんから体調の変化に敏感になり、セルフチェックを心がけると、健康管理に役立ちます。何らかの異変を感じたら、食事や睡眠、運動などの生活習慣を整えるほか、医師に相談し、適切な漢方薬を処方してもらうのも一つの方法です。

気血水の変調と症状

気 生命活動のエネルギー	気虚	気が足りない	目に力がない/ぐったりしている/声に力がない/体がだるい/疲れやすい/食後や日中に眠くなる
	気滞	気が滞っている	表情が暗い/気分が落ち込む/のどや胸がつかえる/症状が変動する
	気逆	気が逆流する	顔が赤い/イライラした口調/焦燥感があり、早口/冷えのぼせ/動悸がする
血 血液とその働き	血虚	血が足りない	顔が青白い/髪が細い、髪が抜けやすい/手荒れ、かかとのひび割れ/足がつりやすい
	瘀血	血が滞っている	クマができやすい/顔色がくすんでいる/月経痛がある/腰痛がある/便秘がち/痔がある
水 生体内の無色の液体とその働き	水毒	水が滞っている	朝顔がむくむ/夕方になると足がむくむ/体が重い/めまいや吐き気がある

出典:『女性外来のための漢方処方ガイド』(じほう刊)より改変

36

更年期症状とそのほかの病気を区別することが肝心

更年期症状には、ほかの病気が原因で起こる症状とよく似ているものがあります。その症状が本当に更年期によるものなのか、ほかの病気によるものなのか、見分けがつきにくいことがよくあります。

そもそも更年期世代は、更年期症状以外にもいろいろな病気がふえてくる年代でもありますから、毎年の健康診断を欠かさないことが大切です。

更年期症状と間違えられやすい、まぎらわしい症状が出る病気として、おもに左ページのようなものがあります。

ふだんから体調の変化に注意し、変調があったら早めに女性外来や婦人科を受診し、不調の原因を明らかにしておきましょう。

更年期症状と間違えやすい病気

よくある更年期症状	間違えやすい病気
ほてり・のぼせ	甲状腺機能亢進症
胸痛・動悸・呼吸困難	狭心症、不整脈、心筋梗塞
倦怠感・意欲低下	甲状腺機能異常、 慢性疲労症候群、うつ病
不安・抑うつ・不眠	うつ病
関節痛・筋肉痛	関節リウマチ、膠原病など
頭痛	くも膜下出血、脳腫瘍など
不正出血	子宮体がん、子宮頸がん、 子宮筋腫など

Chapter 4

ストレスを
しなやかにかわす
生き方

37

自分の中に軸を持ち、周りに左右されない生き方

人間関係が思いどおりにならないと、クヨクヨ悩んだり、落ち込んだり、イライラしたりしがちです。

人間は社会的な生き物ですから、人間関係からくるストレスは避けられません。

世の中には、実にいろいろな人がいて、何気ない一言で傷つけられたり、セクハラやパワハラ、モラハラなどのハラスメントで疲弊したりしてしまうこともあるでしょう。でも、他人に振り回されて、自分自身がストレスフルな状態になるなんて、とてももったいないことですよね。

私には根底に「人にはいろいろなタイプがいる」「自分ではどうにもならないことがある」「それに振り回され、思い悩んでも仕方がない」という思いがあり、「周りに流されない強い軸を持つ」ことを心がけて生きてきたような気がします。

このことを、私は小学生のときに悟りました。

私は戦時中の1942年生まれ。林野庁（当時は帝室林野局）に勤める国家公務員の父を持ち、中学2年で父の転任に伴って東京に出てくるまでは、岐阜、長野、秋田と地方で過ごしました。両親ともに病弱で、父が結核（後に誤診と判明）を患っていたことでクラスの男子からからかわれたり、病気の母が保護者会に出席できなかったとき、先生から嫌みをいわれたりしたこともありました。

また、当時は男女差別が当たり前でした。小学校の卒業式のとき、総代を務めるのは首席の子と決まっていましたが、いちばん優秀な女子児童を差し置いて、結局はそれほど成績のパッとしないPTA会長の息子が総代に選ばれました。

戦後間もないころで、周りには両親のいない子も少なくありませんでした。

私の家の裏に、おばあちゃんと2人暮らしの女の子が住んでいましたが、あるときおばあちゃんが亡くなって、その子は突然どこかの親戚にもらわれていってしまいました。

このことは、当時7歳だった私に大きな衝撃を与えました。理不尽なことに憤り、力のない弱い人にはやさしくありたいと強く思うようになった出来事でした。

38

「ゴーイングマイウェイ」と呼ばれた鉄のメンタル

仲よしの女の子の祖母が亡くなり、母に「人はどうして死ぬの?」と聞いたところ、「恵子がお医者さんになって、死なないようにしてあげて」といわれた7歳の出来事。これをきっかけに、私は医師を志すことになったのです。

意志が強く、やると決めたらやり抜くタイプでしたから、以来、「将来は日本一の医師になる」と決め、中学・高校・大学時代は、その目標を叶えるために、勉学に励みました。

大学卒業後医師となり、26歳で留学のため渡米し、ニューヨークの病院で内科医として勤務(この間に、イエール大学に留学していた医学部時代のクラスメイトの脳外科医と結婚)し、その後、夫婦でカナダに移り、研究生としてマクギル大学の病院で学びました。帰国したのは29歳ごろですから、海外でのキャリアは短く、その後3年間は子育てに専念していました。

しかし、当時は日本よりはるかに進んでいたアメリカやカナダの医療現場で最先端の医療に携わったという経験は大きな自信となり、ブランクがあっても、不安や焦りを感じることはありませんでした。

3人の娘を抱え、念願の東大医学部附属病院第二内科の医局員として夜遅くまでがむしゃらに働きました。

医局内の秩序よりも、患者さんの立場を優先して行動しており、上司や組織のためのご機嫌とりなど一切しませんでしたから、いつしか医局内では「ゴーイングマイウェイの天野先生」なる異名で呼ばれるようになりました。

たとえば、少し専門的な話になってしまうのですが、心臓カテーテル（狭心症や心筋梗塞などで狭くなった冠動脈をバルーンカテーテルと呼ばれる先端に風船のついた管で広げる治療法）が黎明期だったころ、私は、その治療をする必要がある患者さんを他大学に紹介していました。また、手術を他大学の循環器外科医に依頼することもありました。

上司や同僚から、「それでは東大の循環器外科のスキルが上がらない」と何度も苦言を呈されましたが、そうはいわれても、患者さんの命のほうが大事です。縁あって私のもとを訪れた患者さんに最善の医療を受けさせたい。私が他大学に患者さんを送っていたのは、その一心からでした。

その後、無給の医局員から有給の助手へ、助手からワンランク上の専門助手へとキャリアを積みますが、医局内では少なからず波風が立つようになり、理不尽な目にあうことも多かったように思います。とはいえ、相手に対して感情的になったり、怒りをあらわにしたりすることはありませんでした。人とぶつかって得することは何もないとわかっていたからです。

もちろん、だからといってじっと耐え忍ぶというわけでもありません。

私のことをよく思っていない人がいても、私にとってはまったく関係のないどうでもいい存在。そんな〝外野の雑音〟はスーッとやり過ごして、淡々と飄々と、私は、自分がやるべきことをやり続けました。私は「私は私、人は人」を貫く。だれに何といわれようと、「私は私」があれば、動じることはなく、気持ちをフラットに維持することができるのです。

単なる唯我独尊はどうかと思いますが、信念があったうえでのゴーイングマイウェイなら、結構なことではないでしょうか。

39 柳に風の「まあいいか」思考でストレスから心を守る

生きていると理不尽なことは避けられません。とくに仕事をしている女性は、「女性差別」や「男性優位主義」を感じることは日常茶飯事です。

コンプライアンス意識が高まり、不当な差別には声をあげられる時代になってはきましたが、差別意識は根強く、社会に対するやり場のないマグマのような怒りを感じている人は少なくないでしょう。「女性活躍」の時代となった今、女性たち自身が「おかしい」と思い切って声をあげることで、世の中を少しずつ変えていくしかないですね。

私が学生だったころは、女性の医学生はマイノリティ中のマイノリティ。今でさえ医学部で学ぶ女子学生はまだ少数派ですが、当時女子はほんのひと握り。医学部の同級生102人中、女子は私を含めて10人でした。この数字は、それまで女子が2〜3人だったことを考えると、驚くほどの数でした。

当然、医局は男性中心の世界です。男性の同期が次々と無給の医局員から有給の助手にステップアップしていく中で、私の番が回ってきたのは最後でした。

「君には稼いでくれるご主人がいるでしょう」というのが理由でした。

理不尽ですよね。夫がいても私は私。私の昇進と夫は関係ありません。自分が置かれている環境が、いかに「男社会」の最たるものであるかを痛感させられました。声をあげたところでかき消され、つぶされてしまうのが関の山でした。

「ああそうですか」「まあ、そんなものよね」と受け流し、私は、淡々と自分がやるべきことをこなしていきました。

「女性だから不利」などと思い悩んでいるより、医師としての研鑽を積むほうが、より建設的で、有意義です。

むやみに敵を作ったり、周りと戦って疲弊したりするより、「まあ、いいか」と適度に受け流すほうがストレスにならず、自分の心を守れるのだと思っています。

ストレスにがっちり真正面から向かわず、反骨心を胸に上手にかわすに限ります。

嫌なことなど、3日も寝れば忘れてしまいます。

私が究極の男性社会で身につけた私の生き方です。

40 ストレスには抵抗しないで〝鈍感力〟で上手にスルー

そもそも、私は子どものころから「わが道を行く」タイプだったかもしれません。

小中学校時代のあだ名は、〝蛍光灯〟。

当時の蛍光灯は、スイッチを入れてもすぐには明かりがつきませんでした。つまり、ちょっとずれているというか、鈍いというか、今でいう「天然」でしょうか。

今でもそうですが、嫌なことをいわれても、「ん？ 自分がいわれているのかな？」という感じ。悪口などどこ吹く風、どこか抜けているところがあるんですね（笑）。

でも、だからこそ、必要以上にストレスをためることなく、メンタル的にいつもフラット。激昂したり落ち込んだりといった気分のアップダウンも少なく、精神的にいつもとても安定しています。

それは、生来の〝鈍感力〟によるものではないかと思います。

結婚したとき、義母から次のように告げられました。

「子どもが生まれたらお仕事はお休みしてくださいね」

夫は一人っ子の長男でしたし、当時の「イエ意識」はすさまじく、夫の実家からの過干渉は相当なものでした。

「休むって、いつまでですか」

私が問い返すと、義母は次のようにいい放ちました。

「子どもが20歳になるまでね」

私はびっくりはしましたが、何のリアクションもしませんでした（笑）。そのときはかばってくれた夫とは、仮面夫婦の期間も含め30年以上連れ添いましたが、63歳のときに離婚しました。

婚姻中は家庭内ではいろいろあり、義母ともさまざまな確執がありました。しかし、離婚後、病を得て、年老いた義母は、私が働く病院に入院し、結局最期は私が看取りました。

親しい人からは「お人好しね」などといわれたりもしましたが、病気になった弱者を前にしたら、私は一人の医師としてフラットに接するだけ。それができたのも、私の鈍感力のせいかもしれません。

鈍感力とは、ストレスの原因を真正面から受け止めるのではなく、上手にかわしたり、適当に受け流したりするスキルのこと。他人と接していればさまざまな〝雑音〟も耳に入ってきますし、トラブルも避けられないでしょう。

そのことにいちいち立ち向かっていては、精神的にハードです。雑音や逆風は「どこ吹く風」とスルーするのがいちばん。悪口をいわれたら、聞こえないふり。ぜひ、この〝鈍感力〟を養ってみてください。

人はそうそう変わるものではありませんし、変えることはできません。他人と過去は変えられず、変えられるのは、自分と未来だけ。

私は「いろいろな人がいる」と思うと同時に、「人を変えることはできない」と割り切っていますから、人間関係で必要以上にストレスがたまることはありません。

「先生は本当に怒りませんよね」「いつも感情が安定していますね」と、周りの人からもよくいわれます。年齢を重ねて丸くなったということもありますが、声を荒らげて怒ったところで、状況が好転することはほとんどないでしょう。さっさと気持ちを切り替えることでストレスも軽減します。

41 まずは一人の味方を作って周りを巻き込む

男性社会の医学界でしたが、必死で頑張っていると、正当に評価してくださり、応援してくださる方が現れます。私も東京大学第二内科に所属していた当時は、研究室の長であった坂本二哉先生（↓P．93）が奥様ともども陰になり日向になり助けてくださったおかげで、のびのびと働くことができました。

子どもが水疱瘡になり、保育園に預けられず困っていたとき、職場に連れていって遊ばせることができたのも、坂本先生の口添えがあったからにほかなりません。

また、地方で行われる泊まりがけの学会にも、子どもが小学生になるまで連れていくことができました。坂本先生は奥様ご同伴でその学会に出向かれており、学会中、奥様が子どもの面倒を見てくださったこともありました。子どもを職場に連れていったり、子連れで学会に出向いたりすることなど、当時は許される時代ではありませんでした。坂本先生と奥様には本当に助けていただき、感謝しかありません。

育児と仕事の間でいっぱいいっぱいになり、ストレスフルな状態になったことも数知れずありますが、そのようなときに自分を俯瞰して見てみると、ストレスの元になっていることは、自分を取り巻く事象や人のうちのほんの一部であることがわかります。周りを見渡すと、よくしてくれる人や協力してくれる人が必ずいるはず。まずは一人の味方を作りましょう。

子どもが成長し、だんだん手が離れるようになると、さらに仕事に集中して取り組めるようになりました。

わき目もふらずがむしゃらに仕事をしていると、次第に成果を出せるようになり、手ごたえを感じるとともに周りからの評価も高まっていき、さまざまなタイミングで取り立ててもらえるようになりました。

口だけでなく、行動を伴ってこそ周りを巻き込むことができ、少しずつ評価され、協力してくださる方々がふえていったように感じています。結局のところどんな組織でも、上司に恵まれないと職場でじゅうぶんに活躍することはできないとは思います。

42 仕事にすべてをささげた家政婦さんまかせの子育て時代

今でこそ、家事や育児サポートを外注することは当たり前になりましたが、私たちのころはすべて母親自身が行うのが美徳とされてきました。

何事にも全力で立ち向かうといえば、聞こえがいいのですが、人間には限界があります。家事も育児も仕事も同時に完璧にこなすことは、肉体的にも精神的にも物理的（時間的）にも、無理があります。

私は、すべてに全力投球しようとしたら、必ずどれかが破綻してしまうと思いました。

私には「日本一の医師になる」という志がありましたから、家事と育児は家政婦さんにお願いし、医師の仕事に専念することにしました。

家政婦協会を通じて50代のTさんというすばらしい家政婦さんにめぐりあうことが

できたことは、私たち家族にとって幸運でした。

毎日朝8時から夜9時まで、掃除や洗濯、食事作りはもちろん、保育園や習い事の送り迎え、参観日や保護者会、運動会などの学校行事にも私の代理として動いていただきました。

3人の娘たちも「おばちゃん」と呼んでよく懐き、難しい思春期もとくにトラブルもなくすくすくと健やかに育ちました。

私は41歳まで無給の医局員でしたから、週に1日半のアルバイトで家政婦さんの費用を稼いでいました。

「そんなことをしている時間があるなら、子どもたちと遊んでやればいいのに」と母から苦言を呈されたこともあります。しかし、今考えても、私の選択は正しかったと思っています。

家政婦さんの費用だけは自分で出す、が私の考え。

医師という仕事に誇りを持ち、仕事の部分では120%の努力を続ける覚悟でいましたから、家のことをだれかにまかせる、その費用は自分で工面するのは当たり前だと思っていました。

43

全身全霊で仕事にかける私の背中を見て育った娘たち

娘たちと過ごす時間は、仕事から帰ってからの数時間と、休日の限られた時間だけ。「量より質」と割り切って、一緒にいる時間はとことんべったり。もともと子どもは大好きですから、その時間は思う存分娘たちと会話し、遊び、スキンシップをし、「大好きよ」と伝える濃密な時間でした。

当時、「趣味は?」と聞かれれば「育児」と答えていたくらいです。趣味程度にしか育児をするゆとりがなかったともいえますが(笑)。子どもたちにはありのままを見せてきたつもりです。

振り返ってみると、自分の中に「こうあるべき」という理想の母親像がありませんでしたし、娘たちに多くも望まなかった。私たち夫婦が医師だからといって、何が何でも子どもも医師に! という考えもなく、これらが結果的にはよいほうに作用したのではないかと考えています。

一人で思い悩むことはありませんでしたし、娘たちには「心のやさしい子に」と願いはしましたが、それ以外の多くは望みませんでした。「ああしなさい、こうしなさい」などと、うるさいことはほとんどいわなかったように思います。

娘たちに無関心だったわけではなく、いいすぎない、注目しすぎない、けれど心は放さない、といったところでしょうか。

今、娘たちは上から順に53歳、51歳、44歳になりましたが、全員結婚して好きな仕事に就き、ワーキングマザーとして仕事と育児を両立させ、社会と関わり続けています。

親の背中を見て子は育つといいますが、朝早く出勤し、帰宅は夜8時半を回ったころ、いつもドタバタ忙しくしていた私を、娘たちはどう思っていたのかを、成人してから聞いてみたことがあります。

曰く、「私たちのことに細かく干渉しないでいてくれてうれしかった」「信頼してほうっておいてくれたから、自由にのびのび好きなことができた」とのこと。

医師という仕事に誇りを持って取り組み、一生懸命生きている私の後ろ姿が見せられたのだとしたら、後悔はありません。

44

思考のクセを変えると生きるのがラクになる

「ゴーイングマイウェイ」といわれた私は、悪口や周りの雑音も何のその。自分の中に強い軸を持っていればへっちゃら。ストレスは上手にスルーしましょう。

こんなふうにいうと、多くの人は「私は天野先生みたいに強くないから無理です」「私にはできません」といわれることがあります。

でも、周りを気にして自分のことを後回しにし、ストレスをため込む生き方を長年にわたって続けていると、心も体も必ず悲鳴をあげます。

更年期以降は、家庭でも職場でも責任ある立場になり、仕事と家庭の両立、子どもの巣立ちや親の介護、自分自身の老後の不安、経済的な悩みなど、さまざまな心配事や悩み事がふえる時期でもあります。

過度なストレスは、胃痛、頭痛、便秘、下痢、肩こり、食欲不振、不眠、疲労感、倦怠感、イライラなど、さまざまな心身の不調をもたらします。

これらは、ストレスによって自律神経のうちの交感神経が優位になり、それによって副腎皮質からコルチゾールやアドレナリンなどのストレスホルモンが分泌されることで引き起こされます。

これらのホルモンは血糖値や血圧を上昇させたり、胃酸の過剰分泌を促進したりする作用があり、さらには免疫力の低下を招きます。交感神経が優位な状態が続くと副交感神経とのバランスがくずれ、自律神経の乱れを引き起こし、心身にさまざまな不調をもたらすのです。

更年期以降、老年期からは、自分自身の考え方のクセをあらため、生活習慣を整え、人生後半に備える大切な時期。つまり、生き方を変える最後のチャンスです。

やることが山積みでも、自分の心と体を優先させる時間を持ちましょう。

そして、「こうでなければいけない」と固定観念に縛られるのではなく、物事を柔軟にとらえる考え方を身につけましょう。弾力的でしなやかな考え方を覚えると、これからの人生が断然ラクで楽しくなります。

今、この瞬間から生き方を変えましょう。

45

自分にも他人にも柔軟でやさしい人が、うまくいく！

プライドが高く、真面目で頑固、頑張りすぎる人は、「白黒思考」といって物事には0か100しかないと思い込み、完璧を求めて無理をしがちです。このタイプの人はストレスをため込みやすく、心身に不調を覚えることが多いように思います。何事にも手を抜くことができず、全力投球してクタクタだったりするのに、本人はそのことに気がつかず、どんどん自分で自分を苦しくして、いつかは限界を超えてしまうでしょう。

極端でひとりよがりな考え方を柔軟にしてみると、意外とラクにスムーズに物事が進められるようになります。

たとえば、締め切りにどうしても間に合いそうにないなら、「その締め切りに変更の余地はないか」「ここまではできたから、数日猶予をもらえないか」など、もしかしたら交渉の余地があるかもしれません。

やることが多すぎて、疲れるほど予定を詰め込んでいるなら、「この用件はこの日に必ずこなすけれど、もう一つの用件は別の日に変更できないか」、何週間も休みがとれていなかったら、「今週は休めないけど、来週3連休がとれないか」などと、一旦落ち着いて状況を整理するクセをつけるのです。

また、ふだんから、できなかったことにフォーカスするのではなく、「今日はここまでできた」などと、できたことにフォーカスするよう心がけると、落ち込むことなく、また次に頑張ろうという意欲が湧いてくるものです。

さらに、一人で抱え込まずに、周りの助けを借りることも賢い方法。自分でできないことは外注したり、上手にだれかに手伝ってもらったり。

「これは私の問題だから、絶対に自分で解決しなければならない」「他人にはどうしても弱味を見せられない」という考え方をする人は、自分に厳しいだけでなく、他人にも厳しくなりがちです。

人生は、助け、助けられるもの。困ったときはお互い様。自分にも他人にも、やさしく柔軟に接することで、ストレスなく心豊かに過ごせると思うのです。

46

コントロールできないことは執着しないで上手に手放す

他人と自分とをくらべてクヨクヨ思い悩む人も、ストレスを感じやすいタイプです。

そもそも人間は、他者と自分とを比較してしまう生き物です。

でも、ほかのだれかの成功を、自分がコントロールすることはできません。コントロールできるのは、自分自身の考え方と行動だけ。

それに、うまくいっている人と自分とを比較してうらやんでばかりいても、その人に生まれ変わることはできませんし、ナンセンスですよね。

そこで、他人と自分をくらべるのではなく、自分の中での変化を比較してみるのです。つまり、今の自分と過去の自分とをくらべてみるということ。

半年前の自分とくらべて、今の自分はどうですか？

1年前、3年前、5年前とくらべて、どうでしょうか？

昔よりも経験値が上がり、できなかったことができるようになっていませんか？それほど大きな変化はなくても、少しずつ進歩しているのではないでしょうか。自分だけがわかる、ほんの小さな変化でもいいですから、振り返って過去の自分と今の自分とをくらべてみてください。

もし、あまり進歩していないようだったら、半年後、1年後、数年後を見据えて、結果が出るように頑張ってみるのもいいでしょう。

無理に大きな変化を目指すのではなく、少しだけ高い目標を設定し、自分だけがわかるほんの小さな変化を目指せばいいのです。

他人とくらべると、できていないことにフォーカスしがちですが、過去の自分とくらべることで、できるようになったことがあることに気づくでしょう。

同期や年下の男性医師ばかりが昇進し、いつまでたっても無給の医局員だった時代、私は「まあ、そんなもの」と意に介さず、ひたすら研鑽に励み、心が折れることはありませんでした。

これは、子育てや部下の育成にも役立つ視点。ぜひ実践してみてください。

また、嫌いな人や苦手な人と付き合うストレスも、自分ではコントロールすることができません。

「嫌だな」「苦手だな」と感じながら接していると、一層苦手意識が強まり、その思いは知らずしらずのうちに相手に伝わってしまうものです。

周囲にもその空気が伝わってしまって人間関係が悪化し、余計な摩擦を生んでしまっていいことは何もありません。

正直、仕事ができない人や無能だなと思う人と出会うこともありますが、どんなときもフラットに接するようにしています。

声を荒らげたり、怒ったり、無能さを指摘したりしても、相手を変えることはできないからです。

つまり、好き嫌いではなく、ふつうに接するだけです。重要な仕事にその人を取り立てなければいいだけなので、ストレスもなく、私も相手も周りもハッピー。

ごくまれに、どうしてもイライラすることがあったら、なるべくその人の長所を探すようにして、あとはスルーすればさほど影響はありません。

47 ストレスはその日のうちにリセットし、持ち越さない

ストレスをできるだけためないようにしても、まったくゼロにすることはできません。そこで、うまく解消する方法を身につけるようにしましょう。

ポイントは、その日のストレスは翌日に持ち越さず、なるべくその日のうちに解消すること。日中は活動的に過ごしたとしても、夜にきちんと疲れやストレスを解消するのが理想です。

疲れたら、悪化しないうちに早めに休息をとるのがポイント。

疲れがたまると疲労回復にもそれだけ時間がかかりますから、「疲れたな」と思ったら、無理をしないで予定を変更するなどして休養にあてたり、早めに就寝したりするようにしましょう。速やかに対処することが肝心です。

入浴やストレッチ、軽い運動は、血行を促し、疲労回復効果を高め、リフレッシュ

に役立ちます。マッサージなどもいいでしょう。

また、ドラマや映画、小説など、物語の世界にとことん没入するのも気分転換になり、おすすめです。好きなものなら何でもいいのですが、時間を忘れて非日常の世界に浸れる設定のものはリフレッシュ効果が高く、とくにおすすめ。

さらに、「推し活」もいいですね。応援している芸能人やスポーツ選手、アーティストなどのイベントに参加したり、SNSで情報を仕入れたり、ゆかりの地を訪れたり、さまざまな活動があるようです。

私も、応援している大谷翔平選手の活動はいつもチェックし、元気をもらっています。野球だけでなく、マラソン、駅伝、サッカーやバレーボール、ラグビーなど、トップアスリートたちの活躍は、日本中に勇気を与えてくれますよね。

私の場合、2匹の愛猫からもたらされる癒しは、なくてはならないもの。どんなに疲れて帰ってきても、彼らと触れ合うだけで一瞬にして笑顔になれるありがたい存在です。

悩み事や心配事を一人で抱え込んでいると、不安やストレスが次第に増大し、メンタルの不調を引き起こします。

家族や親しい友人など、無条件に話を聞いてくれる相手がいれば、上手にガス抜きできます。ネガティブなことをいわず、否定しないでグチを受け入れてくれる人がいいでしょう。

私の場合は母でした。友人の場合には、持ちつ持たれつ、グチを聞いてもらったら、今度はこちらも相手のグチを聞くなど、お互いにいい関係を保てるよう心がけることを忘れないでください。

ちなみに、だれかと会話することで自律神経が整うという研究もあります。思いを口に出すことは、心身のリフレッシュに大いに役立ちます。

そんな人が身近にいない人は、学生時代の友人を食事に誘ったり、同窓会に顔を出したりしてみてはどうでしょうか。

大人になってから新しい友人を作るのは難しいかもしれませんが、習い事や趣味のサークルなど、何らかのコミュニティに参加してみるのもいいでしょう。ストレスの芽をなるべく早く摘み、深刻にならないよう工夫することが、心身を健康に保つ秘訣です。

48

あるがままを俯瞰する〝マインドフルネス〟を日常に

ストレスをうまく発散するスキルとして、今注目されているのが「マインドフルネス」です。

これは、仏教の伝統的な瞑想をベースに、1970年代ごろからアメリカを中心に科学的・医学的な研究が進み、集中力や記憶力、作業処理スピードを高めるとしてビジネスシーンでも取り入れられるようになったリラックス法です。

目を閉じ、自分の呼吸に意識を向けることで、今この瞬間の気持ちや身体状況に感覚を集中させ、現実をあるがままに感じ、受け入れる心の状態を作ります。

過去や感情にとらわれるのではなく、ただ現在に意識を向け、とくに評価をせず、心の内側だけを見るようにするのです。

マインドフルネスを習慣づけると、自律神経が整い、血圧や血糖値、コレステロール値が安定したり、免疫力がアップしたりするほか、不眠の解消や、精神安定効果およびストレス耐性向上効果などが期待できます。

習慣づけることが大切ですから、1日に何度行ってもかまいません。緊張が高まったときやストレスを感じる場面、プレッシャーを感じたときなど、適宜取り入れるとリフレッシュできます。最初は5分程度からはじめ、慣れてきたら10分、15分と集中する時間をのばしていき、30分を目標に習慣づけるといいでしょう。

【マインドフルネスのやり方】（イス）

① 軽く目を閉じ、肩の力を抜き、背すじをのばしてイスに座ります。両手のひらを上に向け、左右のももの上に軽く置きます。

② 体を前後左右に振り子のように揺らし、安定して座れるポジションを探り、姿勢を安定させます。

③ おへその下に力を入れ、口からゆっくり息を吐き、鼻からゆっくり息を吸います。このとき、呼吸を観察し、呼吸が深まる感覚に集中します。思考が浮かんだり、体に不快感を感じたりしたら、それを確認し、また呼吸に意識を戻し、呼吸に集中します。これをくり返します。

49 深い呼吸を習慣づけるとメンタルが強くなる

エストロゲンが精神の安定に深く関与していることは、これまで述べてきたとおりです。エストロゲンがじゅうぶんに分泌されていれば、自律神経が安定しますから、リラックス効果のある副交感神経が優位になってメンタルも整ってきます。

逆に、エストロゲンが欠乏すると、自律神経が乱れて交感神経が優位になり、常に緊張状態に置かれ、メンタルが不安定になってきます。

さらに、エストロゲンの分泌量は脳内物質・セロトニンの分泌量に連動すると考えられています。セロトニンは「幸せホルモン」とも呼ばれるように、脳の興奮を抑えて心身をリラックスさせる作用があります。エストロゲンが減少していくとともにセロトニンの分泌もへっていきますから、更年期はメンタルの不調が起こりやすくなるのです。

これに加え、更年期は、これまでの人間関係が大きく変わったり、トラブルが起こったりするタイミングとも重なります。責任やプレッシャーがのしかかる年代でもあり、重圧を感じる状況下に置かれることも多いでしょう。

ふだんから深くゆっくり呼吸することで、自律神経を安定させることができます。呼吸は自律神経の中で唯一、自分でコントロールできる要素だからです。腹式呼吸を通じて自律神経に働きかけることで、簡単に心身をリラックスさせることができます。

腹式呼吸は、下腹部をふくらませたり、へこませたりして行う呼吸法です。最初におなかと背中をくっつけるイメージで口からゆっくり深く息を吐き切ります。副交感神経の働きが高まり、リラックスできます。

その後、鼻からゆっくり息を吸い、おなかをふくらませていきます。このときは交感神経が優位になります。副交感神経の働きを高めることにより、自律神経のバランスを整えることができます。これを5~10分程度くり返すと、次第に心身の緊張がほぐれ、メンタルが整っていきます。

パニック状態に陥ったときも、一旦落ち着いて呼吸に意識を向けるようにすると、ゆらぎがちなメンタルが整うはずです。

50

いいストレスは自分を成長させ、人生を豊かにする

ストレスには、心身に悪影響を与えるものばかりではなく、自分を成長させ、人生を活性化させてくれる〝いいストレス〟もあります。

たとえば、食事会の幹事や子どもの学校や職場、集合住宅などのコミュニティの役員、冠婚葬祭での司会や挨拶、大切なプレゼン、取引先との商談など、少し難易度が高く、プレッシャーがかかり、緊張するけれど、やる気やモチベーションにつながるストレスです。

このような場合、緊張で強いストレスを感じるかもしれませんが、そのおかげでいろいろ調べて準備したり、不慣れながらも、練習して上達しようと努力したりします。失敗したら、その原因を探り、検証し、改善策を考えるでしょう。今、うまくできる人も、最初から上手だったわけではないかもしれません。

新しい人との出会いやチャンスがあったら、億劫がらずにどんどんトライしてみると、今まで見えなかった景色が見えてくるかもしれません。まさに、それこそが人生の醍醐味ではないでしょうか。

長い人生、そうしたトライアンドエラーが成長につながり、経験となり、新しい出会いをもたらし、豊かな人生を形成すると思うのです。

ありがたいことに、81歳の私のもとには、今でも講演や寄稿、論文チェック、シンポジウムへの出席、メディアの取材など、実にさまざまな依頼が舞い込みます。

年齢的、体力的にもすべてを引き受けることはできませんが、「これは！」という興味深い依頼は、たとえ未経験でも積極的に引き受けるようにしています。

とくに、性差医療の啓発については、私のライフワークですから、私でお役に立てるなら、全力で取り組みたいと考えています。ただし、キャパオーバーになっては本末転倒。年齢や体力、労力を考慮し、「無理だな」と思ったら、迷わずお断りすることにしています。人に何かを頼まれると断れず、何でも引き受けてしまい、断れないことがストレスの元になっている人もよく見られますが、きっぱりと「NO」という勇気を持つことも、ストレスから自由になるコツです。

Chapter 5

自分らしく
老いを生き切る

51

「病気は自分で治す」を心がけると体はどんどんよくなる

66歳のとき、所長を務めていた千葉県衛生研究所を定年退職しました。その後は、大学の非常勤講師や客員教授として活動し、81歳の現在、静風荘病院で女性外来を担当し、週2回の診療を続けて15年目になります。

原因不明の不調でさまざまな医療機関をわたり歩き、私のところにたどり着いた患者さんたちの多くは、医療に対する不信感が根底にあります。私が初診の患者さんの診療にじっくりと1時間をあてるのは、まず、彼女たちの話をとことん聞き、信頼関係を構築したいから。

最初、患者さんたちはあまり多くを語りたがりません。そこで私は、事前に提出していただく、病歴や症状、生活習慣やバックグラウンドなどが記入された詳細な問診票（健康相談記録）にもとづき、注意深くヒアリングをします。

緊張している方には、長年のつらかった病状をいたわり、リラックスしてもらえるような声かけを心がけます。表情や反応からは目を離さず、さまざまな角度から質問を投げかけていくうち、彼女たちは少しずつ心を開き、ぽつりぽつりと話しはじめてくれます。そして、心身のつらさと苦しみの裏に、家族問題や嫁姑問題、親子問題、経済的な問題など、さまざまなストレスがあることを教えてくれます。

女性の一生は、エストロゲンの変動に支配されています。そうした体調の変化に加え、長年の不規則な生活習慣やがまん、ストレスが重なり、さまざまな病気や不調が引き起こされてきたことに、まずは患者さん自身が気づくことが大切。

「先生に聞いてもらっただけでラクになった」「治るために全力で取り組みたい」。そうなれば、しめたもの。心が晴れやかになり、治療に前向きに取り組もうとする意識が生まれます。すると治療効果が上がり、症状が軽快していくのです。

どんな名医でも、すべての患者さんを治す万能薬は持ち合わせていません。医師は病気を治すきっかけを作り、専門知識を提供し、適切な治療法を提案し、導くことはできますが、患者さん自身の「自分で治そう」「よくなりたい」という強い思いがなければ、効果は期待できないのです。

52

70代、自分を実験台に老いのプロセスを研究中

60代で心身ともに元気になって絶好調の日々を過ごしていた私ですが、70代に入ると、それまでにはなかった変化を感じるようになりました。

真っ先に実感したのが、頭の働きの低下。以前はできていたことが、なかなかできなくなっていることに気づくこともふえてきました。

論文を読んでいると、ところどころに赤い線が引いてあるのです。それを見て「そうか、これは前にも読んだのか」と気づくのです。

すでに読んだことをすっかり忘れていて、内容も覚えていないんですね。

記憶力は加齢とともにどんどん低下していることを認めざるを得ません。

人や物の名前が即座に出てこない、ということは日常茶飯事。電車の車窓から見えた草花の名前が思い出せず、車中、ずっとそのことばかりを考えてもダメで、忘れた

ころに突然思い出す、ということもたびたびです。

手先を動かして料理したり、診療でスタッフと会話したり、論文を読んだりするなど、脳の活性化によいとされる知的活動を続けてはいるつもりですが、頭の働きは閉経前の70%くらいにまで落ちている気がします。

記憶力の低下は致し方なく、若いころと同じように活動しようとすることが所詮、無理な話。残念だなとは思いますが、決して悲観的になっているわけではありません。

高齢女性の心身の変化を医学的に研究したサンプルは、これまでそう多くありませんでした。エストロゲンが減少し、ゼロになり、10年後、20年後、30年後、女性の体はどう変化していくのか。自分自身を実験台に老いのプロセスを観察し、どんな対策が有効かを研究し、次代へと伝えていきたい。それが私の役割なのかなと感じています。

それに、年齢を重ねて頭の働きは落ちてきたとしても、経験値は爆上がり(笑)。人としての成熟度は高まる一方です。

これまでを振り返りながらも、新しく出会ういろいろな事象やさまざまな人を受け入れながら、無理せず自分ができることをやって、だれかの役に立てれば幸せです。

53 70代の壁は、血管のプラークと体重激減

70代に入ると、それまでとは異なり、肉体的にもさまざまな変化を実感するようになります。筋肉量や骨量がへり、生活習慣病はもちろん、がんや認知症などのリスクも高まります。ただ、体のどこにトラブルが起こるかは、個人差がひじょうに大きく、定期的に検査してデータを調べるしかないのが現状です。

私の場合、50歳の閉経後、急激にLDLコレステロール（悪玉コレステロール）が上がり、72歳のときに動脈硬化の度合いを調べる頸動脈エコー検査で、軽度のプラークが見つかりました。動脈硬化は、血管壁にコレステロールなどがたまってコブを作り、血流が悪くなった状態をいいます。

プラークは、首の太い動脈にコレステロールや中性脂肪などの脂質が蓄積していることを示し、プラークがある程度以上蓄積すると、動脈硬化となり、将来的に心筋梗

塞や脳梗塞などを引き起こすおそれがあるのです。

そのほかは問題なく、大過なく過ごしていました。そして後期高齢者と呼ばれる75歳の誕生日、国立がん研究センター中央病院検診センターで検診を受けたところ、何も問題なく、安心していたのも束の間、その後生活は何も変わらないのに、体重がガクンとへりはじめ、3か月ほどで6キロもやせてしまったのです。

原因は筋肉の減少でした。女性の筋肉量は50歳ごろまでは横ばいで推移、それ以降は減少していくのがふつうですが、私の場合、75歳で一気にへってしまったのでしょう。温泉などで高齢の女性のお尻を目にすることがあるかもしれませんが、女性は年齢とともにお尻の筋肉が削げるように落ちていきます。もともとお尻が大きい体型の私でしたが、そのころは木製の硬い座面のイスに座るとお尻が痛くて痛くて……。お尻の筋肉が半分にへり、いつの間にか驚くほど小さくなっていたのです。

年をとるとお尻の筋肉から削げるようにへっていくことをまざまざと実感させられました。このまま何も対策を講じなければ、「サルコペニア」といって、さらに筋肉量がへり、筋力や身体機能が低下した状態になってしまいます。サルコペニアは、腰やひざの痛み、背中の歪みの原因にもなるため、早急な対策が必要です。

54

75歳で筋トレデビュー。週2のジム通いでリフレッシュ

10年前までずっと犬を飼っていたため、運動といえば毎日の犬の散歩程度で、それ以外の運動はとくに行っていなかった私ですが、動脈硬化やサルコペニア対策のため、75歳にしてはじめたのが、筋トレです。

若いころとくらべると効率は落ちますが、筋肉は何歳からでもふやすことができるといわれています。いつまでも自分の足で歩ける体でいるためには、筋肉量を今以上へらさず、保ち、ふやしていくことが大切です。

運動習慣がない高齢者が突然、自己流で筋トレをはじめると体を痛めると思い、パーソナルトレーナーについてトレーニングを受けることにしました。

これを機に、きちんとした専門家に、マンツーマンで正しいトレーニング法を習いたいと思ったのです。マンツーマンのトレーニングというと、ちょっとハードルが高

く感じるかもしれませんが、筋トレは正しく行ってこそ効果があるもの。一生続けていくつもりで、一度、プロに教わっておくのがおすすめです。効率よく安全に筋トレの効果が得られるのではないかと思います。

私自身、75歳からはじめ、週2回のジム通いは今年で6年目になりました。

内容は筋膜リリースや加圧トレーニングを盛り込んだ1回90分のレッスン。

筋肉を包む筋膜をやわらかくほぐし、関節の可動域を広げ、低負荷・短時間で効率よく筋肉を鍛えることができるプログラムです。トレーナーの指導のもと、体の張りや歪み、骨格バランスなどを整えたあと、トレーニングを開始します。

加圧トレーニングとは、腕や脚の付け根に専用のベルトで圧力をかけ、血流を制限しながら行うトレーニングです。

強度面では高齢者でも安全ですが、血流を制限するため、必ず専門のトレーナーの指導のもとで行うことが大切です。

うつぶせになって股関節を外側に開いたり、あおむけになって腰を浮かした状態で片脚を上げたりと、ふだん行わない動きを取り入れたトレーニングなので柔軟性が高まり、血行が促進され、運動後は心地よくリフレッシュできます。

55

柔軟な足と動きのいい体を作る【足首回し】【足指じゃんけん】

加齢とともに体は硬くなり、ケアを怠っていると硬くなるスピードは年々加速していきます。ガチガチに固まった体のままでは、運動効果もあまり期待できませんし、ケガの原因になってしまいます。

ふだんから体をやわらかくほぐし、関節の可動域を広げるセルフケアを習慣づけましょう。

足は、体全体を支え、土台となるパーツですから、柔軟性と安定性を保つことがとくに大切です。女性は足の裏のアーチがくずれている人が多く、外反母趾や内反小趾、扁平足などのトラブルを抱えがちです。足の部分のアライメントがくずれると、それに連動して腹筋などの体幹部の筋肉がうまく働かなくなってしまうのです。

硬くなった足をやわらかくし、足をしっかり使えるよう意識すると、効率よく全身の機能を高めることができます。

おすすめのセルフケアを2種紹介します。

◎足首回し

床に座り、足と手で握手するように、足指の間に手指を入れ、にぎったりゆるめたりして、足の裏の筋肉をしっかり刺激します。

次に、手指と足指を組んだまま、足首を軽く押さえながら、ゆっくり大きく内回し、外回しをそれぞれ20回ずつ行いましょう。なお、足首とは足関節のことで、足の甲とすねの骨がつながる、つなぎ目となるところをいいます。

左右の足を替えて同様に行います。

◎足指じゃんけん

足の指をグーチョキパーとじゃんけんするように自由に動かせますか?

足の指も、手の指と同じように動かせてこそ、きちんと機能しているといえます。

グーチョキパーとリズミカルに20回行い、足の指の柔軟性を高め、動きをよくしましょう。冷え切っていた足元の血行がよくなり、ポカポカと温かくなってくるのが実感できるでしょう。

全身を支える土台を作る

足首回し&足指じゃんけん

1

床に右脚をのばして座り、左足を右太ももにのせて足首を持ち、右手の指を左足の指の間に握手するようにしっかり入れ、内回し・外回しをそれぞれ20回くり返す。

左右足を替えて同様に行う

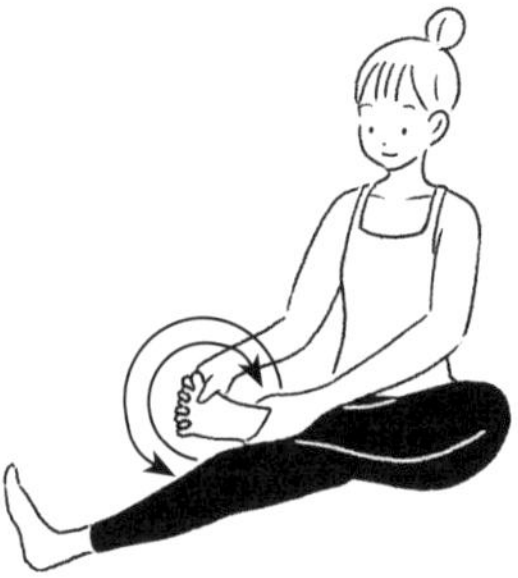

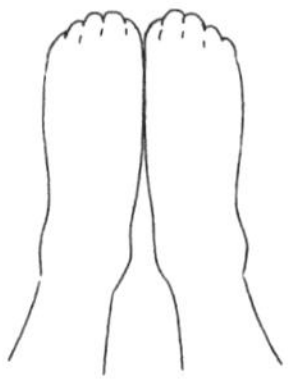

2

次に、両足の指をすべて内側に折り込むように曲げる(グー)。

3

両足の親指を立て、残りの4指を内側に折り込むように曲げる(チョキ)。

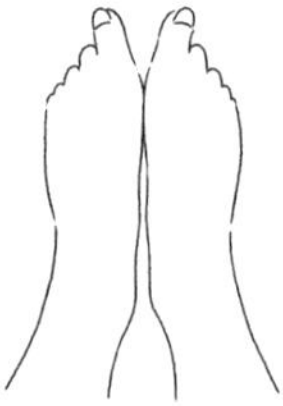

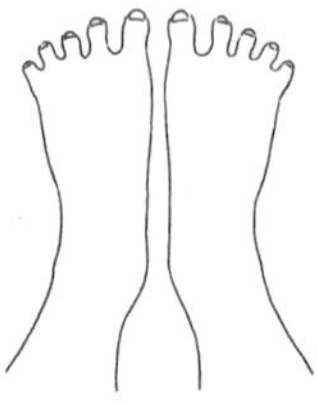

4

両足の5本指をすべて大きく開く(パー)。

2〜4を20回行う

56 股関節を柔軟にし、下半身全体を強化する【ヒップリフト】

中高年になると急増するのが、変形性ひざ関節症という病気です。これは、ひざの関節の軟骨が少しずつすりへり、ひざに痛みが生じたり、水がたまったりといった症状を引き起こす病気です。進行すると次第に変形が目立つようになり、安静時にも痛みが取れず、歩行困難を招きます。

ひざに痛みが生じるのは、股関節周辺の筋力が落ちて、必要以上にひざ関節に負担がかかり、ひざ周辺に炎症が広がり、変形してしまうのが原因です。したがって、股関節周辺の筋力を低下させないことが大切です。

そこで、ふだんから太ももの付け根から体を動かすように心がけることで、日常生活の中で無理なく股関節を鍛えることができます。

股関節をしっかり使って立ったり、座ったりするほか、歩くときも、股関節をしっかり使って歩くようにしましょう。
股関節を強化し、安定性を高めるエクササイズを紹介します。

◎ヒップリフト

床にあおむけになり、両ひざを立てて脚を閉じ、両足は親指と小指とかかとの3点にバランスよく重心をのせ、ぴったり床につけ、両足のかかとをくっつけておきます。足の裏全体で床をとらえるようなイメージで行うと、安定感が高まり、効果的です。

両手はななめ下に下げ、手のひらは上向きにして自然にのばします。肩は上がらないようにして床につけ、背中とお尻ともも裏の筋力をすべて使うように意識するといいでしょう。このとき、床と腰のすき間を、おへそを奥にしまうようなイメージで埋めるようにすると、背面の筋肉がバランスよく鍛えられます。

ひざから肩までが一直線になるように、ゆっくりとお尻を持ち上げ、10秒キープ。腰は反らしすぎず、お尻が下がらないようにするのがポイント。

10秒キープしたら、肩、背中、腰、お尻の順でゆっくり下ろしていきます。これを10回くり返します。

※両ひざの間にクッションなどをはさんで行うと股関節を意識しやすく、効果的。

下半身全体を強化！

ヒップリフト

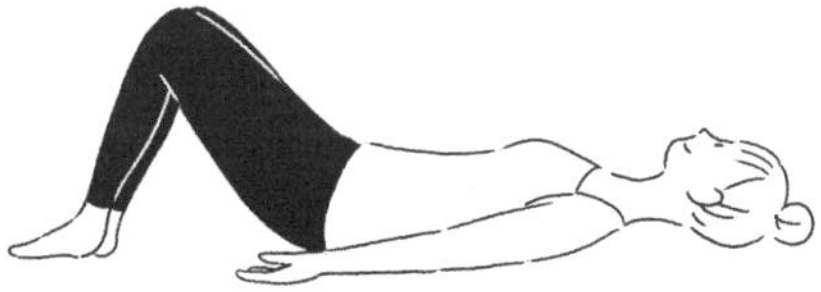

1

両ひざを立てて脚を閉じ、床にあおむけになる。
両手のひらは上向きにしておく。

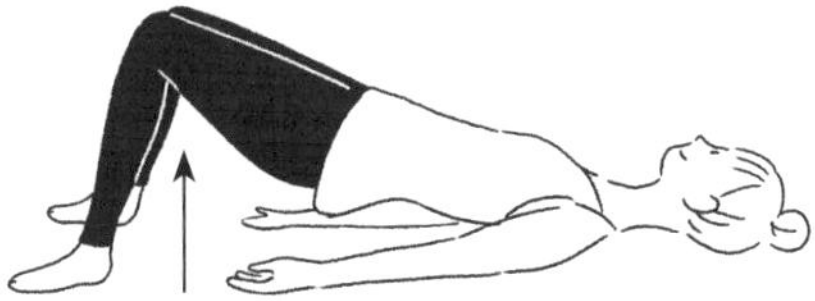

2

両ひざを閉じたまま、お尻、腰、背中、肩の順にゆっくり上体を浮かせ、10秒キープしたら、ゆっくり肩、背中、腰、お尻の順で元に戻る。

1～2を10回くり返す

※両ひざの間にクッションなどをはさむと股関節を意識しやすく、効果的。

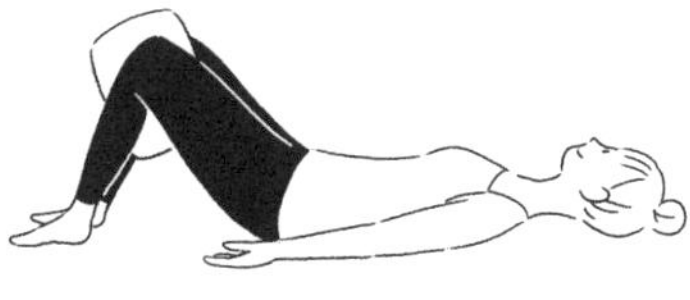

57 パーソナルトレーニングは運動を習慣づける最良の自己投資

75歳まで、運動といえば犬の散歩しかしてこなかった私ですが、パーソナルトレーニングをはじめて6年、今や運動はなくてはならない大切な習慣になりました。最初は週1回からはじめ、今では週2回、定期的に体を動かし、無理なく心地よい汗を流しています。

運動をサボりたくなる理由はたくさんあります。忙しい、面倒くさい、気分がのらない、体のどこかが痛い、やる気が出ない……。あれこれと理由をつけて、運動を中断してしまう人の、いかに多いことでしょう。あるデータによると、一般的なジムの退会率は、入会から半年で約7割、1年後には約9割にも及ぶともいわれ、運動を継続することがいかに難しいかがうかがわれます。しかし、今や自分の体調は自分で管理する時代。運動するための時間をきちんと確保し、専門家に客観的に体をチェックしてもらい、必要なトレーニングを指導してもらうことは、健康管理のうえで計り知れないメリットがあるといえます。

最近では低コストのパーソナルジムもふえているとはいえ、時間当たりの指導料はそれなりにかかります。

それでも、とくに多忙な人の場合、だれかと一緒に体を動かすパーソナルトレーニングは、スケジュールに組み込むことで無理なく習慣化できるでしょう。パーソナルトレーニングの場合、レッスンを予約しますから、簡単には休めません。

105歳まで現役医師として活動した日野原重明先生（聖路加国際病院名誉院長）も、パーソナルトレーナーを自宅に呼び、運動を習慣づけ、健康管理に努められていたといいます。

80代、90代を見据え、運動をして体力をつけておくことは、高齢期を乗り切るための底力をつけることにつながります。90歳からトレーニングをはじめ、100歳まで10年続け、今でもとても元気なお年寄りもいらっしゃいます。

筋肉は裏切りません。他人に迷惑をかけずに天寿をまっとうするには、やはりいつまでも健康でいること。これに尽きるのです。

58

体質改善と病気予防のためにはじめた〝最強の野菜スープ〟

75歳になると、後期高齢者の仲間入り。激やせしただけでなく、さまざまな不調に襲われ、老いの現実を受け入れざるを得ませんでした。

75歳のときに受けた健康診断の結果、血圧が少し高めになっていて、糖尿病の進行度を示すHbA1cの値も6・4と正常値を超え、軽い糖尿病も見つかりました。

また、病気への抵抗力も落ちていたようで、75歳にして虫垂炎にかかりました。

高齢のため、手術はしないで薬物療法で様子を見ましたが、病気をきっかけに健康管理への意識を新たにすることになりました。

「なんとか体質を改善したい」と思い立ち、まずは血圧をどうにかしないと……、そう思いながら、たまたま書店で手に取った本で「最強の野菜スープ」が紹介されていました。

これは、抗がん剤の世界的権威・前田浩医師が提唱する病気予防に効果的な野菜スープ。玉ねぎやにんじん、かぼちゃ、キャベツ、セロリ、ブロッコリー、トマト、アスパラガスなどの多種類の野菜を切って水でコトコト煮るだけで、簡単に手作りできます。

野菜は加熱すると野菜の細胞壁が破壊され、中の有効成分が煮汁に溶け出すため、スープにして摂取することで、それぞれの野菜に含まれるファイトケミカル（抗酸化物質）が効率よく摂取できるとのこと。実験により、生よりもスープにしたほうが、はるかに高い抗酸化作用が認められたということです。

がんの発生には活性酸素が密接にかかわっており、野菜などの持つファイトケミカルには活性酸素を抑制する効果が期待できるというのです。

がんや生活習慣病の予防に効果があり、免疫力を高めて病気への抵抗力がつくということでしたので、高血圧にも効くのではないかと期待して、実践することにしました。作り方はいたって簡単です。

5～6種類の野菜を刻んで水を加え、30分ほど弱火でコトコト煮るだけ。塩などの調味料は一切使いません。最初は物足りなく感じましたが、慣れてくると、野菜から溶け出したコクと旨みがおいしく、野菜のほのかな甘みも味わい深く感じられるようになり、無理なく続けられています。

肝心の効果はというと、しばらく飲み続けてみたところ、血圧は見事に正常値になりました。複数の野菜から溶け出たファイトケミカルによる抗酸化作用はもちろん、塩分を使わないスープを飲み続けることによって、味覚が薄味に変わり、食事全体から摂取する塩分がへって自然に減塩ができたのでしょう。

おいしくて手軽に作れ、効果もあるので続けやすく、毎日、欠かさず飲んでいます。あきない工夫として、基本の野菜スープをベースに、ときどき牛乳を加えてミルクスープのようにしたり、りんごを加えて甘みを出したりしてアレンジすることもあります。また、鶏肉などたんぱく質を加えたりしてもいいでしょう。

一度にたくさん作って冷蔵庫で保存し、2～3日で飲み切るようにしています。これからもずっと続けていきたい習慣です。

59

毎日の牛乳と肉や魚をモリモリ。たんぱく質が活力源

昨今問題になっているのが、高齢者の低栄養です。年をとると、肉や脂っこいものを避け、食事の傾向もあっさりしたものになりがちです。でも、低カロリー、低脂肪の粗食を続けていると、低栄養に陥りやすくなります。高齢者こそ、肉や魚などの動物性たんぱく質を積極的にとりましょう。

低栄養とは、摂取エネルギーが少なく、筋肉や皮膚、体の組織の材料となるたんぱく質やビタミンが不足している状態をいいます。

厚生労働省のデータによると、65歳以上の高齢者のうち、女性の約21%、男性の約12%が低栄養傾向にあり、85歳以上になると、女性は約28%、男性は約17%とその傾向が強まります（令和元年　国民健康・栄養調査結果の概要）。

低栄養への対策として、まず意識するべきは、たんぱく質を積極的にとることです。

理想的には、1食当たり20g程度のたんぱく質を摂取すること。この場合、肉や魚がちょうど手のひらにのるくらいの量が目安になります。

また、やわらかいものや飲み込みやすいものばかり食べていると、飲み込む力が弱って栄養が偏り、食べる楽しみがへってしまうので、適度に硬い肉や魚をきちんとかんで食べるようにしたいもの。肉や魚、大豆、卵などのたんぱく質を毎食とり、オリーブオイルやえごま油などの良質の油を摂取するようにするといいでしょう。

私の場合、毎日牛乳を飲み、肉や魚、卵などの動物性たんぱく質中心の食事が基本です。とくに、肉の栄養価は高く、良質なたんぱく質が豊富で貧血や骨折を防ぎ、免疫力アップに役立ちますから、積極的に食べるようにしています。さらに、軽い糖尿病があるため、糖質は控えめにしています。主治医から「毎食40g」に糖質を制限するよう指導されているのです。40gといえば、ごはんならお茶わん半分程度。薄味を心がけ、1日1回は必ず自分で食事を手作りしますが、昼や夜はスーパーやデパ地下のお惣菜やお弁当を利用することも多いです。

また、パック入りのお刺身も手軽でおすすめ。肉と魚を1日おきに食べるなど、偏らないようにしています。

60 80代、薬の効きすぎからくる副作用に苦しむ

そして迎えた80代、運動や食事に気をつけてはいましたが、少しずつ体力は落ち、今まで経験したことのない不調に襲われるようになりました。

80歳になってすぐの健康診断で、それまで比較的安定していた収縮期血圧（最高血圧）が、140㎜Hg台と、少し高めであることが判明。日中の血圧でしたし、あまり気にしていませんでした。

ところがそれから1か月後、何気なく自分で血圧を測ってみたところ、200㎜Hgを超えていたのです。自分でも驚きましたが、冷静に振り返ってみた結果、原因は、そのときに飲んでいた漢方薬のせいだということで落ち着きました。

実は、その少し前に、バスで転んで顔に青あざができたため、治打撲一方《じだぼくいっぽう》という漢方薬を飲んでいたのです。その漢方には甘草という生薬が使われているのですが、こ

れが高血圧の原因だと思い、治打撲一方の服用をやめたところ、2か月ほどで血圧は正常に戻りました。「やれやれ」と思っていたら、今度は、3年に一度の大腸カメラでの検査を受ける時期がやってきました。

検査前の1週間、大腸カメラ食をとり、さらに、検査日の前日の夜9時に2種類の下剤を飲んだところ、深夜0時ごろに腹痛が起き、夜通しトイレに行きっぱなし。そして、朝の6時には下血がはじまったのです。

ほうほうの体で検査を受けに行くと、虚血性腸炎だということがわかりました。大腸に亀裂が入って出血があったようなのですが、原因は、下剤を飲んだことで、急激に大腸が収縮したせいだとか。3年前の検査のときにも同じ薬を飲みましたが、そのときは何の異変もありませんでした。

漢方薬にしてもそうです。それまでにも、治打撲一方などはしょっちゅう飲んでいましたが、何も問題はありませんでした。結局、加齢によって薬物代謝が落ちてきたということでしょう。薬が効きすぎて強い副作用が出てしまったのです。

体は年々変化しており、去年大丈夫だったから、今年も大丈夫、とは決していえません。自分の体の変化により一層敏感でありたいと思った出来事でした。

61 高齢期は朝時間を充実させて活動的に

ふだんの生活は早寝早起きが基本です。起床は4時半。年齢とともに必要な睡眠時間が自然とへってきて、朝早くから活動するように生活がシフトしてきました。朝の時間を充実させることでリフレッシュでき、気持ちよく1日をスタートさせられます。

朝、起きたらまず、カーテンを開けて太陽の陽ざしをたっぷり浴びます。白湯を飲み、ぬるめのお風呂につかって15分。季節を問わず、体をじっくり温めてその日の活動に備えます。

そのあと、2匹の猫たちをリードにつなげ、朝の散歩へ出かけます。朝食の前に軽く体を動かすことで、空腹状態になり、朝食をおいしく味わうことができるので、朝の散歩は長年の習慣になっています。

私たちの睡眠は光と密接に関わっており、朝、太陽の光を浴びてから約14～16時間後に体内で「メラトニン」という睡眠を促すホルモンが分泌され、夜ぐっすり眠れるようになっています。

加齢とともにこのメラトニンの分泌が低下していきますから、日中、陽の光を意識して浴びるようにすると、夜のスムーズな入眠への備えとなります。

散歩から戻ったら、ゆっくり朝食をとり、メールのチェックや論文の執筆などに取りかかります。静かなこの時間に集中してデスクワークをこなすようにしています。

その後、身支度を整え、仕事に出かけます。

夕方、仕事から帰って玄関のドアを開けると、2匹の猫が出迎えてくれます。リビングで彼らと触れ合う時間は、心癒される至福の時間。彼らに食事を与えたら、自分の食事の準備です。

食後、また猫たちと遊んで少し腹ごなしをしたら、ぬるめのお湯に15分ゆっくりつかり、体を芯から温めます。朝と夕、1日2回の入浴もまた、長年の習慣です。

入浴後は、テレビでニュースを見たら、書斎でメールチェック、論文を読むなどして過ごし、21時には就寝します。

62 夜間頻尿は簡単な対策で驚くほど改善する

高齢になると悩まされがちなのが、夜間頻尿です。加齢に伴い、夜中のトイレに起きる回数がふえ、睡眠の質が低下します。

実際、日本排尿機能学会の調査では、夜中に2回以上トイレに起きる人は、60代で5人に1人、70代で5人に3人、80代になると実に5人に4人以上という報告があるほどです。

つまり、80歳を超えると大半の人が夜間頻尿に悩まされているということです。

これには、膀胱が過敏に収縮して急に強い尿意が起こる過活動膀胱（→P．90）をはじめ、尿をためたり出したりする信号がスムーズに伝えられなくなることや、心理的な要素など、さまざまな原因が考えられます。夜中に何回もトイレに起きると、睡眠不足になり、眠りも浅くなって睡眠の質が下がります。睡眠不足は免疫力を低下させますし、生活習慣病や認知症の発症とも密接に関わっているうえ、暗闇でトイレに行くことで転倒リスクも高まりますから、少しでも夜間頻尿を防ぎたいものです。泌尿器科などを受診する前に、生活習慣の工夫で改善できるかもしれません。

そこで大切なのが、体を温めること。

そもそも、人は加齢とともに体温が低下していき、体温が下がるとトイレに行く回数がふえる傾向にあります。これは、基礎代謝の低下や自律神経の乱れによる体温調節機能の低下が原因です。ふだんから体を冷やさないよう心がけることで、夜間頻尿が改善される可能性があります。

また、塩分の多い食事をとっていると、水分を多くとりがちになります。ふだんから減塩を心がけましょう。1日の塩分摂取量が9・2gを超えると、頻尿リスクが上がることがわかっています（夜間頻尿診療ガイドラインより）から、基準内に抑えることで改善が期待できます。

そのほか、寝る前の水分摂取や、利尿作用の強いアルコールやカフェインを控えるなど、簡単な対策で改善が期待できますから、試してみるといいでしょう。

63

トライアンドエラーでパソコンも難なく使いこなす

年齢を重ねると、新しいことをはじめることや、変化が億劫になるものです。でも、それではもったいない。ＩＣＴ（スマホやパソコンなど、コンピューターを使った情報通信技術）を磨くことも、人生を便利に豊かにしてくれます。

実は私は、理系の人間でありながら、メカにはめっぽう弱いタイプ。メカ音痴の私ですが、このご時世、ネットやパソコンが使えなければ、商売あがったりです（笑）。そこで、トライアンドエラーをくり返し、わからないことは娘や若いスタッフに聞いたりしているうち、今ではパソコンを自由に操れるようになり、論文を書いたり、調べものをしたり、メールの送受信をしたりなど、こなせるようになりました。

コロナ禍をきっかけにオンラインミーティングの方法も覚えましたから、場所や時間に関係なく、世界中の人とコミュニケーションがとれるというメリットも存分に享愛しています。

昨今は、オンラインショッピングで地方の名産品や旬のフルーツなどをお取り寄せすることも自由自在。新しいことに挑戦すると、頭も使いますし、一旦覚えてしまえば便利で楽しく、毎日が豊かに変化していきます。

また、2年前からは、YouTubeで「女性外来オンラインチャンネル」という動画を配信しています。ある方から「やりませんか」とお誘いがあったとき、周りのスタッフたちは「これ以上、先生が忙しくなると大変」と大反対。でも、私は、「この年齢で、自分の思いを素直に発信したら、どんな反応があるのだろう」と興味津々、快諾しました。

YouTubeをやっているとはいえ、撮影も編集も配信も、すべてプロの方にお任せして、私はただテーマに沿った話をするだけなのですが、とても楽しいです。

反応がダイレクトなので、「こんな話をすると、こんな反応があるのか」「なるほど。自分の体験を話すと共感を得られるのね」などと新鮮な発見があり、毎回、楽しみで仕方がありません。やはり、いくつになっても、人生、一生勉強。好奇心が私の活力になっています。

64 娘3人、孫6人。現役内科医のひとり暮らし

63歳で離婚し、娘3人は独立し、ひとり暮らしをはじめてから約20年になります。5年前、家族で暮らした古い家を私仕様に建て替え、今は、自分だけの〝お城〟で、2匹の猫と自由気ままな独居生活を楽しんでいます。

「私仕様」といっても、ほとんど業者さん任せで、唯一、私がこだわったのは、階段の手すりを両側につけることでした。

家を建て替えたときにはすでに後期高齢者でしたから、脳出血などで倒れて半身が不自由になる可能性もゼロではありません。両側に手すりをつけたのは、万が一そうなったとき、体の右側、左側、どちらの半身が不自由になっても困らないように、と考えたからでしたが、これは正解でした。

以前、ひざを痛めてしまって階段の上り下りがおぼつかなかったとき、両側に手す

りがあって本当に助かりました。

今の家は、私がひとりで暮らすことを想定して建て替えたものなので、それほど大きくはありませんが、コンパクトで動きやすく、とても快適です。

「ひとり暮らしでさびしくないですか?」と、よく聞かれますが、取材などで来客も多く、YouTubeをはじめてからは、若いスタッフさんたちがしょっちゅうバタバタとやって来ますから、さびしいと感じる暇もありません。

週2回の診療やパーソナルトレーニング、講演会や学会などもあり外出していることも多いですし、家にいても論文を読んだり、原稿を書いたりで、日々、結構忙しく過ごしているのです。

3人の娘たちは、全員結婚して家庭を持ち、今はわが家からほど近い場所に住んでいます。6人の孫とともに、折に触れて顔を見せてくれますが、しょっちゅう行ったり来たりしているということではありません。

「今日のママがあるのは、私たちのおかげね」と娘たちは口をそろえますが、決してべったりではなく、ほどよい距離感でつかず離れずの関係。私には、それがちょうどいいみたいです。

65 自然に触れる非日常の体験が人生のスパイスに

私は旅行が大好き。仕事だけが人生ではないですし、人生に彩りを添え、スパイスとなるイベントは、なくてはならない心の栄養です。ですから、暇さえあれば、さまざまな場所を旅しています。ひとり旅が基本です。スイスやカナダ、ニュージーランドなど、自然豊かな場所がお気に入りで、休暇のたびに訪れるようにしています。一人でツアーに参加することも多く、行ったことのない場所やはじめての体験に毎回ワクワクし、リフレッシュに役立っています。

その原動力は、好奇心。未知の体験への興味がその場所に向かわせ、行った先でいろいろなことを体験し、それがまた、生きる喜びやパワーにつながっていると思うのです。

また、海外に行かなくても、自然に触れることは、リフレッシュに役立ちます。国内旅行や日帰りの山登り、高原を散策することで非日常感が味わえますし、遠出しなくても、緑豊かな森や公園を散歩するだけでも、気分転換につながります。

森の中を15分歩くだけで、ストレスホルモンのコルチゾールが減少し、血圧や心拍数が安定するという研究結果もあるほどです。

自然の景色や緑に囲まれると、自律神経のうちの交感神経の昂りが鎮まり、副交感神経が優位になり、リラックス効果が得られます。

また、海辺や川、湖などの近くで過ごすこともおすすめです。私たち人間は自然の中で過ごし、進化してきた存在ですから、自然に触れることで緊張がやわらぎ、自律神経が整い、自然と心身がリラックスします。

ふだんから花や観葉植物を飾ったり、ベランダでハーブを育てたりして、いつも自然を身近に感じていると、心身を病みにくいという研究もあります。

旅行のほか、学生時代の同窓会で同級生と数年に一度、定期的に会うことも、人生のスパイスとして欠かせないイベントです。

同時代を一緒に過ごしてきた仲間たちは、何物にも代えがたい特別な存在です。会うたびに気づきやヒントを与えてくれ、刺激になっています。

66 「100歳現役」を目指して これからも走り続ける

私は学生時代から、新聞や書籍、雑誌などで見つけた気になる記事や名言を書き留めておく習慣があります。それらをストックしておき、折に触れて見返し、共感したり、勇気づけられたりしてきました。

「同じ病気であっても患者は一人一人違う。治し方は人の数だけある」「かけた情は水に流せ。受けた恩は石に刻め」「自分が癒されようとするだけの人は決して癒されない。だれかを癒すことができる人だけが癒される」など、これまでに書き留めた言葉は無数にあるのですが、中でもとくに気に入っているのが、小説家・評論家の故堺屋太一さんの次の言葉です。

「人生の成功とは、高いポストや高額な収入を得ることではなく、子どものころの夢を追い続けることができること」

私はこの言葉が大好きで、書き留めた手帳を引っ張り出しては、しょっちゅう眺めています。いわば座右の銘。おこがましいかもしれませんが、堺屋さんの言葉をそのまま自分に重ねてしまうんですよね。

7歳の少女のとき、将来は医師になると決め、その目標に向かってまっしぐらに進んできました。そして、実際に医師になってからはただひたすら、「日本一の医師になる」を目指して走ってきました。

「日本一の医師」とは、患者さんを治せる医師のこと。医師は患者を治してこそ、医師としての役割を果たしているといえます。

「先生のおかげでよくなりました」「先生に診てもらってよかった」「つらかった症状が軽くなりました」。患者さんからいただくそんな言葉ほど、励みになるものはありません。そう声をかけていただくと、「よし、これからも頑張るぞ」と意欲が湧いてきます。

世の中にはまだ治せない病気が無数にありますし、ゴールはまだまだ見えません。それでも、論文を日々読み、研究し、女性外来に来られる患者さんの不調を治すため、さまざまな見地からあらゆる手段で診療に当たっています。

きっと私は死ぬまで日本一の医師を目指して少女のころの夢を追い続けるのだろうなと思うと、感慨深いものがあります。

80歳の壁を越えて、加齢とともに女性の体に起こる変化や対処法を、専門家の立場から語れる女性医師は、そう多くありません。

薬物代謝の低下や睡眠時間の減少など、加齢に伴って体はどんどん変化していきます。まさに自分を実験台に老いを研究し、その結果をさまざまな機会を通じてみなさんにお伝えすることこそ、私の大きな役割ととらえています。加齢によって起こることは個々違うかもしれませんが、だれかが語らなければだれにもわかりません。経験した人がどう乗り越えたかを、どんどん話していくべきだと思うのです。

自分自身で体験し、具体的な対策を知っていることは大きな強みですし、私の専門知識は、多くの人の役に立つはず。

これからも健康第一に、100歳まで医師として働き続け、役立つ情報を悩める方々に発信し、精力的に活動していきたいと思っています。

おわりに

女性の大学進学率3%の時代に最難関の東大医学部へ

私は今から56年前の1967年、女性の4年制大学進学率がわずか3%だった時代に東京大学医学部を卒業し、医師としての人生を歩みはじめました。

当時は激動の時代で、大学卒業直前に東大紛争が起こったため、医局への入局は果たせませんでした。そこで、アメリカやカナダに留学し、レジデントとして研鑽を積みました。結婚し、3人の娘を育てながら医師として経験を重ね、今年で58年目を迎えます。

壮絶な更年期体験をへて開拓した性差医療の研究や、女性特有の難病に向き合い続け、現在81歳、現役で診療に当たっています。

私は1961年、東京大学理科二類に入学しました。当時はまだ理科三類がなく、理科二類から選抜試験を受けて医学部へと進む時代でした。

医学部では定員102人中、女性は10人。卒業を控えた1966年末から医局のインターン制度をめぐり、大学当局とインターン生や大学生の間で対立が深まっていきました。

学生運動は次第に激化していき、学生たちがボイコットしたことにより卒業試験が延期され、卒業できたのは1967年5月でした。

その後、東京大学医学部附属病院が封鎖されたため、同院で研修することができなくなり、同級生たちは各自、つてを頼って日本各地へと散らばっていきました。

私もまた、東大病院の医局に入れることを願いつつ、虎の門病院（東京都）でエクスターン（短期の就業体験プログラム）として、ほぼ無給で働きはじめました。

医大の最高峰を出ても就職先が決まらず海外へ

1年たっても一向に紛争は治まらず、循環器内科医として研修を受ける機会はやってきませんでした。

そこで、大学在学中にアメリカの医療研修プログラムに合格し、ＥＣＦＭＧ（アメリカでの臨床実践資格の評価認定）を取得していたこともあり、１９６９年６月、内科レジデントとしてニューヨーク（New York Infirmacy）で働きはじめました。

アメリカでは当時、すでにＩＣＵ（集中治療室）やＣＣＵ（冠疾患集中治療室）が導入されており、最先端の研究が進んでいました。医師の働き方もかなり先進的で、子育て中の女性レジデントは当直を免除される代わりに、インターン期間を延長するなど、現実的で柔軟な対応がとられていました。

その後、私は同級生と結婚し、翌年カナダ・モントリオールの病院に移りました。そこでも三つ子を子育て中の女性医師には朝10時から午後3時までの時短勤務が認められており、日本との大きな違いを目の当たりにしました。

41歳まで無給の医局員。アルバイトで家政婦代を稼ぐ日々

１９７１年に帰国し、長女を出産し、卒業から7年後の１９７４年、ようやく東京大学第二内科への入局が叶いました。

日本心臓病学会創設者の坂本二哉先生のもとで心音図・心エコー図の読み方をはじ

め、さまざまなことを学びました。

しかし、子育てをしながら働くことは、男性中心の日本社会、とくに医学界でにおいては容易ではなく、理解を得るにはまだ早すぎる時代でした。

41歳まで無給の医局員だった私は、週に1日半のアルバイトでなんとか収入を得ており、それを全額家政婦さんへの支払いにあてているような状態でした。

当時よくいわれたのが、「天野先生にはご主人がいらっしゃるから」という言葉でした。稼いでくる夫がいるのだから、無給でもがまんせよという無言の圧力がまかり通っていた時代だったのです。

壮絶な更年期を体験、性差医療と出会う

医師としての転機は、私自身の更年期です。

更年期障害の専門医も男性の医師がほとんどで、相談してもつらさをまったく理解してもらえず、最後まで症状が改善することはありませんでした。

自分で更年期などについて海外の文献を調べるうちに出会ったのが、1990年ごろからアメリカで研究がはじまった性差医療でした。

女性はホルモンバランスが安定しないため、当時は臨床試験対象者として不適格とされていました。

しかし、対象が男性のみの試験結果から導き出された治療法などの有効性や安全性が女性にも適応しうるかどうかは、明らかではありません。

学会発表や著作で性差医療の重要性を発信

虚血性心疾患において、男女差があることは、経験的に認識していました。

女性は、更年期前後に胸痛を訴える例が多く、心臓カテーテル検査では異常が発見できないものの、ニトログリセリンやジルチアゼムを使用すると胸痛が緩和するケースをよく見てきていたからです。

病気の状態や薬が作用する仕組みはよくわかりませんでしたが、臨床経験を重ねるうち、徐々に血管拡張作用を持つエストロゲンの関与があるのではないかと考えるようになりました。

その後、女性に微小血管狭心症を多く認めるとの研究結果がアメリカから報告され、長年の疑問が払しょくされました。それと同時に、日本人での検証の必要性を強く感じました。

そんなとき、第47回日本心臓病学会で（1999年）、性差医療をテーマにしたシンポジウムを主導し、登壇、日本に性差医療の概念をはじめて紹介する機会を得たのです。

そして翌年、微小血管狭心症をはじめ、男女の虚血性心疾患に関するデータを収集、まとめた書籍（『女性における虚血性心疾患——成り立ちからホルモン補充療法まで』共編、2000年刊）を出版。

反響は大きく、多くの医師や医療政策関係者に性差医療の重要性を知ってもらうエポックメイキングな出来事となりました。

研究から実践の場へ、女性外来を立ち上げる

各病気における男女差を裏づけるエビデンスを構築する必要があったため、循環器内科、脳外科、泌尿器科、整形外科、麻酔科など、さまざまな領域の医師に呼びかけ、研究を開始しました。研究会発足に先立ち、2001年には性差医療の実践の場として当時鹿児島大学教授だった鄭忠和先生（現・和温療法研究所所長）の協力のもと、同大

学病院に日本初の女性専用外来が創設されたのです。

そして、当時千葉県知事だった堂本暁子氏の呼びかけにより、千葉県立東金病院にも女性専用外来が設置され、私は２００２〜２００９年に、同病院副院長兼千葉県衛生研究所所長として性差医療の実践に取り組むことになりました。

このように、臨床試験や病態研究などで男女差が考慮されるようになっただけでなく、疾患を問わず診療する女性外来が全国各地に創設されたのは、ひじょうに大きな成果といえます。

一方、幅広い病気を扱うことに対する不安も多く、２００２年に性差医療情報ネットワークを立ち上げ、性差医療の勉強会を開催しているほか、現在はオンラインで情報交換や知識の共有を可能にするための取り組みも行っています。

拡大する女性活躍の場をさらに広げ、若手の育成にも意欲

今後の課題は、健康診断における保健指導の適正化です。女性の若年期のＢＭＩは、男性にくらべて低い傾向にありますが、そもそも男女別の肥満の判定基準を設けていないケースが見受けられます。

また、血圧やＬＤＬコレステロール値の上昇は、男性では中年期以降に見られるのに対し、女性では閉経後となります。ところが、こうした性差や年齢に応じた診断基準を設けて保健指導を行っている施設は多くありません。今後は、こうした点についての情報発信も強化していきたいと思っています。

昨今、女性医師が活躍できるフィールドは大幅に広がってきています。

以前は、女性医師が医局で評価されるには、かなりの自己犠牲を払う必要がありました。

現在は、男女ともに働き方が変化し、管理職の女性比率を上げようとする気運も高まり、女性活躍に大いに期待しているところです。

女性医師を取り巻く状況は依然として過酷

とはいえ、世界経済フォーラムが発表する男女平等の度合いを示すジェンダーギャップ指数によると、日本は１４６か国中１２５位と先進国では最下位です。

大学医局には教授を頂点とする強いヒエラルキーがあります。若手医師の場合、専門医や博士号の取得を目指して医局に入ることも多く、それを達成するための強固なヒエラルキー下の理不尽な働き方でもがまんすることを余儀なくされてきました。加えて、勤務医の労働実態は過酷で、長時間労働や休みの少なさ、時間外手当の不支給などが常態化しています。

日本における女性医師の割合は昨今増加傾向にはありますが、まだ全体の2割にとどまり、経済協力開発機構（OECD）加盟国中最下位で、女性医師の就業率は38歳ごろに76％まで下がるという報告もあります。

とくに、長時間労働を伴う大学病院は、宿直など不規則な働き方や、研修などで各地の病院を短期間で異動することが求められる20代後半〜30代は、育休取得や保育所の確保が難しく、離職につながりやすくなります。

さらに、全国に82ある大学病院のうち、女性院長はゼロという現実があり、ジェンダーギャップは女性幹部登用にも如実に表れています。

長時間労働を前提とした男性優位な制度は依然根強く残っており、そのような多様性のない組織は働き方改革も進みにくいものです。

女性医師や若手の活躍を促進し、より多くの女性が医療分野で活躍できる環境の整備が急がれます。

医療界を発展させるためにも「おかしい」と思うことにはどんどん声をあげ、それが正当に評価される土壌が作られることを願っています。

私は今年で82歳になりますが、医師は一生続けたいと思える仕事です。力の続く限り、性差医療を盛り上げていきたいと思っています。

2024年　3月吉日

天野惠子

STAFF
ブックデザイン／上坊菜々子
撮影／岡田ナツ子
ヘアメイク／中村未来（オン・ザ・ストマック）
イラスト／山口 歩
編集協力／佐藤美由紀
校正／株式会社円水社
編集／三宅礼子

天野恵子　あまの・けいこ

1942年愛媛県生まれ。内科医。医学博士。静風荘病院特別顧問。日本性差医学・医療学会理事。NPO法人性差医療情報ネットワーク理事長。性差を考慮した女性医療の実践の場としての「女性外来」を日本に根付かせた伝説の医師として知られる。

1967年、東京大学医学部卒業。東京大学講師をへて94年、東京水産大学（現・東京海洋大学）保健管理センター教授・所長に就任。99年、日本心臓病学会のシンポジウムで性差医学の概念を日本ではじめて紹介し、注目を集める。2001年、鹿児島大学医学部附属病院の日本初の女性専用外来創設に尽力、2002年、千葉県立東金病院副院長となり（千葉県衛生研究所所長を兼任）、公立病院初の女性外来立ち上げに貢献、診療を担当した。09年より埼玉県・静風荘病院にて女性外来を担当。「患者さんの立場に立ち、最良の医療を提供する」をモットーに、81歳の現在も病に苦しむ患者やその家族と向き合う臨床に携わり続けている。『女の一生は女性ホルモンに支配されている!』（世界文化社刊）など著書多数。

81歳、現役女医の転ばぬ先の知恵

発行日　2024年 4 月10日　初版第1刷発行
　　　　2024年11月15日　　　第5刷発行

著　者　天野恵子
発行者　岸 達朗
発　行　株式会社世界文化社
　　　　〒102-8187　東京都千代田区九段北4－2－29
　　　　電話　03-3262-5118（編集部）
　　　　　　　03-3262-5115（販売部）
印刷・製本　中央精版印刷株式会社

ISBN978-4-418-24500-0

本の内容に関するお問い合わせは、
以下の問い合わせフォームにお寄せください。
https://x.gd/ydsUz